焦虑症的自救

自救

Complete Self
Help For Your
Nerves

[澳]克莱尔·威克斯（Claire Weekes） 著　王泽彦　赵妍 译

U0396547

从神经系统角度出发
治愈焦虑症

广西科学技术出版社

著作权合同登记号　桂图登字：20-2017-258号

Copyright © Claire Weekes 2008, 1997, 1984, 1962.
First published in English in Sydney,Australia by HarperCollins Publishers Australia
Pty Limited as a combined edition in 1997.This Chinese Simplified Characters language
edition is published by arrangement with HarperCollins Publishers Australia Pty Limited,
through The Grayhawk Agency Ltd.

The Author has asserted her right to be identified as the author of this work.

图书在版编目（CIP）数据

焦虑症的自救：从神经系统角度出发治愈焦虑症／（澳）克莱尔·威
克斯（Claire Weekes）著；王泽彦，赵妍译.—南宁：广西科学技术出版社，
2020.12（2025.4重印）

ISBN 978-7-5551-1397-3

Ⅰ.①焦… Ⅱ.①克… ②王… ③赵… Ⅲ.①焦虑—防治—通俗读物
Ⅳ.①R749.7-49

中国版本图书馆CIP数据核字（2020）第176617号

JIAOLÜZHENG DE ZIJIU: CONG SHENJING XITONG JIAODU
CHUFA ZHIYU JIAOLÜZHENG

焦虑症的自救：从神经系统角度出发治愈焦虑症

[澳]克莱尔·威克斯(Claire Weekes)　著　　王泽彦　赵妍　译

策　　划：冯　兰	责任编辑：李　媛
版权编辑：何凯俊	责任校对：苏深灿
装帧设计：古涧千溪	责任印制：陆　弟

出版人：岑　刚　　　　　　　　　　　出版发行：广西科学技术出版社
社　　址：广西南宁市东葛路66号　　　邮政编码：530023
电　　话：0771-5700619

印　　刷：广西民族印刷包装集团有限公司

开　　本：880 mm×1240 mm　1/32
字　　数：164千字　　　　　　　　　　印　　张：9
版　　次：2020年12月第1版　　　　　　印　　次：2025年4月第16次印刷
书　　号：ISBN 978-7-5551-1397-3
定　　价：59.00元

这样的感觉也许困扰了你很长时间

几个月，甚至很多年

事实上，你也许绝望到了极点

然而，无论你患有多么严重的神经衰弱

请注意这一点，无论多么严重

你都有可能康复并重新享受生活

第1章

内 在 的 力 量

　　如果你是因神经衰弱或者神经系统处于一种糟糕的状态而读这本书的话，那么你是最适合读这本书的人了。所以我将以一种交谈的口气与你沟通，就好像你坐在我身边一样。

　　在书中，我将具体地说明神经衰弱产生和发展的过程，以及治疗它的方法。如果你按照本书的建议去做，那么你的神经衰弱肯定能够治愈，不过这需要毅力和勇气。你可能注意到我没有要求你有耐心，这是因为在神经方面患有疾病的人很少有耐心，他们的神经通常是躁动不安的。这也是让患者感到迷惑的一个原因。对于这样的人，耐心地排队等候简直就是无法忍受的劫难。不过有一样东西可以替代耐心，这个我会在后面的章节里讲到。

　　这是一本关于你和你的神经系统的书，读起来会很有意思。尽管读书或读报会消耗时间，却可能收获不大，但读这本书绝对会带给你意想不到的收获。

我用了"治愈"一词，因为它暗含了疾病的意思，而且你会觉得自己比真的生病了还要困惑——为无法找回原来的自己而感到困惑。此外，你或许会感到失落、疲惫，进而又轻易地认为自己生病了。不管你是不是觉得自己生病了，你最想做的还是重新找回自我。当你看着大街上的行人的时候，你可能会疑惑：为什么自己不能像他们那样呢？在自己身上到底发生了什么"可怕的事情"？这些可怕的感觉又意味着什么？

这样的感觉也许困扰了你很长时间——几个月，甚至很多年。事实上，你也许绝望到了极点。然而，无论你患有多么严重的神经衰弱——请注意这一点，无论多么严重——你都有可能康复并重新享受生活。

你需要的指导就在这本书里。在它的帮助下，你会发现潜藏在自己身上的毅力和勇气。我敢保证，得以康复的力量就蕴藏在你的内心。一旦你知道了正确的方法，你就能将它释放出来。

如果我们积极地寻找，我们每个人都有未知的能力去实现自己的愿望。你也不例外。不管此刻你认为自己多么懦弱，只要你有决心，你就会发现自己也拥有这种能力。对你我并没有抱不切实际的幻想，我写这本书也不是为了少数几个勇敢的人，而是为了你——一个患病、正在承受痛苦，且不比其他人更有勇气的普通人。不过与此同时，你也和我们大家一样具有同样深不可测、未知的潜在能力，这一点才是最重要的。你有可能会意识到这种能力，但由于你的神经所处的状态，你可能觉得自己无法将它释放出来。本书将帮助你发现这种潜在的能力，并指导你如何释放并运用这种能力。

第 2 章

神 经 性 疲 劳

神经症的恢复过程十分复杂，让人摸不着头脑，常常上一秒你觉得明白了，下一秒又感到困惑万分。而要了解这个复杂的过程，先了解神经性疲劳这个概念至关重要。毕竟，要想治病，得先了解清楚病情。

神经性疲劳既可以看作一个整体概念，也可以细分为 4 种类型来探究：肌肉疲劳、情感疲劳、心理疲劳和精神疲劳。疲劳症状通常情况下也是依此顺序发展的（在接下来的 4 章里，笔者会依此顺序——介绍）。

虽然神经性疲劳听上去简单易懂，但是很少有人能够察觉自己是否真正患上此症。究其原因，是神经性疲劳的发展过程十分缓慢且隐秘；它按照一种稳定的模式惯性向前发展，在此过程中，人们的症状不知不觉地加剧，神经饱受折磨。

事实上，仅认识到疲劳是导致神经症的一大原因，就能使许多神经症患者大舒一口气，因为明白了这个情况，后续的治疗与恢复就十分简单明了了。注意，这里说得简单，并不代表容易。

读到这里，你或许对自己的身心状态心生困惑。此刻，你身心俱疲，无力面对也无暇思考今天和明天的任务；可是就在几个月前，你还可以毫不费力地完成各种任务，状态与现在截然相反。

你也可能已经到了这样一个阶段：宁愿眼睛一闭，从此不再睁开，再也不用操心明天的事情。这一点也不像以前的你，甚至大相径庭，以致你内心的困惑达到了顶点。

每当我给这些迷惘的神经症患者解释，他们所有的痛苦其实都来源于神经性疲劳的时候，他们的第一反应常是：不敢相信真相竟是如此简单！在他们看来，自己所患疾病极其怪异，属于疑难杂症，其病源不可能如此浅显、简单。因为一开始他们都认为自己患上了可怕的精神疾病，所以当他们相信病源只是神经性疲劳而已时，便没有那么害怕了。在他们的眼中，精神疾病才是那个足够令人惊惶的黑暗且神秘的世界。

神经性疲劳和神经症的区别在这里必须讲清楚。我认为，患有上文中提到的神经性疲劳的一种或几种，并不意味着患上了神经症。如果对这些疲劳现象所引起的症状产生恐惧，并且让这种恐惧严重影响到自己的正常生活，这个时候，神经性疲劳就演变成了神经症。

神经症种类繁多，我专攻最简单同时也是最普遍的一种——焦虑症。

焦虑和恐惧十分相似，两者的区别在于产生的时间和强度不同。比如，在面临突发危险的紧急时刻，可能大家都会感到害怕或者恐惧；而当人们为不确定的未来担忧的时候，比起恐惧，说是焦虑恐怕更贴切。

"焦虑"一词的英文是 anxious，源于拉丁语 anxius，意思是对于未来发生的不确定之事感到忧虑。因此，从理论上讲，焦虑症就是指长时间处于这种焦虑状态而产生的一种病症。然而，实际生活中，焦虑症患者不仅焦虑重重，而且内心常常感到恐惧，尤其是对患病所产生的神经性症状感到恐惧。

这里提出"对患病所产生的神经性症状感到恐惧"，是因为焦虑症分为两种。第一种，原本起初的压力已经消失了，不会进一步演变成焦虑症。可是，患者开始对压力产生的症状感到恐惧，进而又对自己所处的状态感到害怕，并且深陷其中不能自拔。因此，持续性的焦虑状态是由对症状的恐惧造成的。第二种，患者更关注自己还未治愈的疾病以及患病的原因。除非它们得到治愈或解决，不然患者无法放松下来。其实，保持平和的心态对患者康复十分关键。

我在实际工作中发现，绝大多数焦虑症患者对于自己的神经症症状十分担心，并且对神经紧张所引起的怪异表现十分恐惧，因此在此书中，我将着重探讨这些问题。另外，我对于神经性疲劳的理论介绍，也帮助了很多人（甚至是有神经症倾向的人），解决了他们的一些问题。因为通过我的理论，人们至少消解了心中的疑惑，对自己的情况有了更清晰的了解，同时也迈向了恢复健康之路。

（健康）疑病症　在我看来，神经症患者中很少有人是疑病症患者，他们只是长期受病痛折磨而变得异常敏感，一旦身体出现新的症状，他们就变得忧心忡忡，经常去找医生排忧解难。其实，这大可不必成为他们的精神负担。他们应该做的是，向医生交代自己的状态：神经过度敏感，任何一个新症状的产生都会压垮自己。他们之所以想寄希望于医生，是因为医生的解释会给他们带来内心的慰藉。

正如前文提到的，任何患神经性疲劳的人，只要他对自己的状况不过度焦虑或者恐惧，那么，他就没有患焦虑症，也没有患神经症。

不管是遭受神经症的折磨，还是身处神经性疲劳的痛苦中，只要把 4 种疲劳的真实面目了然于心，就会受益无穷。若是有幸从未深受其害，了解这 4 种疲劳，也会保你以后免于被此病痛缠身。

我已经治愈了众多神经性疾病患者，所以，只要你放心听从我的指导，你就能早日摆脱病魔的困扰。

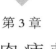

第 3 章

肌 肉 疲 劳

神经性疲劳的第一种表现形式

　　普通的肌肉疲劳很容易诊断出来。运动过量会引起肌肉疲劳，这个时候，洗个热水澡，放松放松，等全身酸痛的肌肉放松之后，人便会无比惬意。相比之下，由神经性疲劳引起的肌肉疲劳可断断不会让人感到惬意。这种疲劳不是由肌肉运动过量导致的，而是由于滥用产生的。肌肉长时间、高强度持续紧张，会造成此种肌肉疲劳的后果。

　　筋疲力尽后还能剧烈运动吗?　　这种情况我从未见过。不过，下面这种情况我倒是见过。有些年轻人，身体虚弱，长时间不运动，经常躺在床上爬不起来，但是经过仅仅几周的正确治疗，他们的身影便出现在了网球场上。

　　还有一位患者，几乎卧床长达 9 年之久。患者说，自己太弱了，没有力气亲自阅读我的书，都是让一位朋友念给他听的。但是，奇迹照样发生了：听了我的书之后，他把高尔夫球棒当作拐杖，练习下床走路，在短短 6 周之内，他竟然能够去打网球了。这位患者的亲身经历在 1977 年圣诞节的时候，被刊登在了《纽约时报》上。这些患者的故事都说明了一个道理：比起躺在沙发上，被动地等待自己恢复力气，怀着一种积极的心态，主动去找寻力气更有效。

我平时鼓励患者要积极行动，但是在这之前，我会仔细询问患者准备要做的是什么运动。游泳是一个不错的选择，因为游泳不属于剧烈运动，并且如果是在海里游泳的话，盐水本身还具有一定的镇定效果，在盐度较高的水里活动，会对打算停止药物治疗的患者有舒心作用。

停止用药会引发焦虑不安的情绪，而适量运动可以缓解这种情绪，因此，我强烈推荐此种方法。

肌肉在静止、松弛的状态下，处于肌肉放松和肌肉收缩的中间位置，这种状态下的肌肉紧张度被称为肌张力。肌张力是维持身体各种姿势以及正常运动的基础。肌张力是由神经反射弧来维持的，比如，众所周知的膝跳反射的原理就是如此。当一个人跷着二郎腿，你轻快地叩击他的膝腱（膝盖下韧带），引起肌肉收缩，他的小腿就会不由自主地向前踢。这是身体的自然反应。而且，即使做一天膝跳反射，人也不会感到疲劳。但是，持续地使肌肉收缩会破坏原本的肌张力，同时促使肌体疲劳成分累积，疼痛由此出现。

这或许就解释了为什么神经症患者经常抱怨腰腿疼痛、背部酸痛、脖子酸痛，以及上肢疼痛。

由于肌肉持续紧张造成的疼痛持久不退，一旦患者稍稍站立几分钟，就会受不了，到处寻找能扶或者能靠的地方，想坐下来，或者躺着，来舒松一下剧痛无比、沉重如铅的腿脚。但是事实上，他们的双腿本来没有任何机能上的毛病，只是由于过度紧张疲劳了而已。

紧张也会导致体虚。假如你把右腿用力折起来，使其彻底绷紧，坚持 30 秒左右再放开，就在这短短半分钟的时间里，由于肌肉紧张，腿部都会抖动。肌肉疲劳会导致体弱，原因就在这里。

视觉模糊

肌肉疲劳同时也会影响精细肌肉，比如眼肌，因此人在肌肉疲劳状态下，视线会变得模糊，尤其是在远景和近景迅速切换的时候，情况会更严重。而且，在看阳光下的物体的时候，宛如这个物体处在阴影下。这听起来挺可怕的，但这些现象都是暂时的，也不必太放在心上。然而，对丝毫不懂疲劳为何物的患者来讲，他们会觉得自己可能要失明，害怕以后会产生更严重的后果。

头　痛

　　颈部肌肉和头部肌肉神经紧张会引起头痛，痛感从眼睛上面，越过头顶，到达颅底，延伸至颈部，甚至可能波及太阳穴周围，以及颅底与斜方肌下侧部位，也就是支撑头部、连接头部与身体的那一块结实的肌肉。

　　另外，头痛会让人感觉到头重无比，头皮酸痛。就算晚上枕着舒服的枕头睡觉，要是不服用止痛药，也会难受得夜不能寐。要想彻底治愈，这种紧张状态必须得到缓解。但是，仅仅知道是肌肉紧张引起的疼痛（而不是得了脑瘤！），就已经能使人松一口气，而且，肌肉紧张也多少会得到缓解。

　　到这里，本书已经提到了一些关于利用恰当的锻炼消除神经紧张与精神压力的办法。对于神经性疲劳和神经症患者，我建议，可以进行适当的运动，当然要在拥有合法资质的老师的指导下进行。如果此法不行的话，最好和主治医生交流一下。

　　有时候，由于运动时间过长，我们会担心肌肉变得更紧张，所以我建议，在固定时间进行锻炼，每天 1 次或者 2 次，其他时间则不必锻炼。久而久之，日常锻炼规律会在不知不觉中被纳入我们的潜意识中。

　　利用潜意识，通过有规律的锻炼，坚持每天放松身体，效果会更佳，因为时时提醒自己要记得放松身体，反而会让人变得紧张兮兮！

人们日常的坐姿、站姿以及睡姿都有可能是引发疾病的隐患。比如，躺在床上或坐在椅子上看书，背部姿势不正，头部放置得不舒服，就会引起头部、颈部肌肉紧张，从而造成肌肉酸痛。

常言道：要会跑，得先学会走。用电动牙刷刷牙的时候，把牙刷放在牙齿凹槽处的边缘，电动牙刷里面的旋转装置会促使刷子自动运行。同理，人的潜意识就如同那个旋转装置，促使人们自觉地运动以使肌肉得到放松。坚持日常短暂、例行的练习（就像刷牙），渐渐地，就会跳出病痛的"旋涡"。

在介绍神经性疲劳的第一种表现形式——肌肉疲劳的同时，我已经对治疗方法稍有提及，但是，这4种神经性疲劳的具体治疗方法，我会在后面的章节里详细阐述。

第 4 章

情 感 疲 劳

神经性疲劳的第二种表现形式

人们在紧张的时候或者处于受压状态下，身体状况如果能够像平常一样，不为压力所改变的话，那么情感疲劳也就不会出现，这样也就不会有那么多神经症患者了。但是，人在紧张的时候，身体不可能"无动于衷"。神经处于受压状态的时候，尤其是长时间经受"恐惧"等类似的强烈情感时，就会以极快的速度记录下所经受的强烈情感。这时，人的神经系统会变得异常兴奋，即使受到一丁点刺激，也会"一触即发"。这种情况我称之为神经敏化作用。（在神经敏化过程中，重复的刺激会导致越来越剧烈的反应。此外，神经敏化作用还常常使得同类刺激都会产生更剧烈的反应。）我认为它是导致神经性疲劳和神经症，尤其是焦虑症的罪魁祸首。

经过神经敏化作用，人的情绪，尤其是恐惧心理，似乎也会引发体力变化。由于患者不知道神经敏化作用，对自身出现的状况感到困惑、忧心忡忡，最后陷入了"恐惧—肾上腺素分泌—更加恐惧"的恶性循环。这就是许多人刚开始只是简单的神经性疲劳，最后却患上了神经症的重要原因。

要弄清楚"恐惧—肾上腺素分泌—更加恐惧"的恶性循环这个怪圈，首先我们需要了解人体神经系统的运作方式。

"恐惧—肾上腺素分泌—更加恐惧"的恶性循环

人体的神经系统由两部分组成：中枢神经系统和周围神经系统。

中枢神经系统

中枢神经系统包括位于颅腔内的脑和位于椎管内的脊髓。脊髓呈前后稍扁的圆柱体，两旁发出许多成对的神经（称为脊神经），分布到全身皮肤、肌肉和内脏器官。在中枢神经系统作用下，人们可以想怎么动，就怎么动。

周围神经系统

周围神经系统联络中枢神经和其他各系统器官，包括与脑相连的 12 对脑神经和与脊髓相连的 31 对脊神经等。从脊神经上，无数的神经纤维触探到人体内脏。在腺体的帮助下，周围神经系统可以控制心脏、肺脏、肠等人体内脏的运作，甚至能影响唾液以及汗液的产生与输送。

除了个别例外情况，周围神经系统不受主体的直接支配。但是，周围神经系统会对人的心情有所影响。例如，人会由于害怕而面色苍白、心跳加速、血压升高、手心冒汗。人们并非有意识地这样表现，这一点对了解神经症非常重要。这些表征的出现是人自身无法控制的，除非人们能改变自己的心情。

周围神经系统中的自主神经由两部分组成：交感神经和副交感神经。在健康的人体内，两种神经相互制衡；但是一旦人体处于紧张状态（如：愤怒、害怕或者激动），两种神经兴奋程度就会不平衡，一方支配另一方。大多数人在紧张状态时，交感神经支配副交感神经，出现心跳加速、血压升高等情况，这就叫作"战斗或逃跑反应"。

交感神经兴奋时，呼吸加快，运输更多的氧气到细胞当中，以便为肌肉提供更多的能量；心跳加速，使流到肌肉和其他器官的血液流动加速，有更多的血液为四肢所用；双眼瞳孔放大，能够看得更清楚。它会增强动物的抵御能力，以便抵抗各种各样的危险，如极端的气温、缺少水源或者受敌攻击。你见过受惊的动物在危险来临时会站着一动不动吗？相反，它会鼻孔和瞳孔同时放大，呼吸加快，周围神经系统的交感神经已经为战斗或逃跑作好了准备。

交感神经是由激素激活的。据《澳大利亚柯林斯词典》上的解释，激素是指在内分泌腺中形成并通过血液运送到另一个组织或器官的一种化学物质，在那里它将会发挥特殊的作用。在交感神经兴奋时，有好几种激素在起作用，但是为了简单易懂，在这里，我只讲最为人所熟知，也是交感神经兴奋时分泌的最主要的一种激素——肾上腺素。

人体处于紧张状态的时候，偶尔会出现副交感神经兴奋：心搏减慢和血压降低。但是，大多数情况下会出现交感神经兴奋，前面所说的"恐惧—肾上腺素分泌—更加恐惧"其实就是交感神经兴奋的结果。

这里，我想把交感神经叫作"与肾上腺素分泌有关的神经"，因为在这里这个词并不受人青睐。（交感神经的英文一语双关，还有"受人喜爱"的意思。）

精神紧张、神经敏化的人会有多种身体反应，包括心跳速度异常快，甚至会感到"怦怦响"；或者心跳"顿停"，也许会出现心悸，就像触电一样，浑身颤抖、肌肉乏力、胸闷反胃、四肢无力、头重脚轻等不良反应。人们对这些症状的出现感到惶恐万分。

这些反应太过于令人心灰意冷，以致比起紧张产生的原因，患者更害怕这些反应。

当然，现在真相大白了。在原本精神紧张之上，再加上由于恐惧所产生的紧张，会刺激人体分泌更多的肾上腺素（以及由于紧张产生更多激素），这样的话，人体本来所处的紧张状态就会加剧，这恰好就是紧张引起的症状。

以上的循环就是所谓的"恐惧—肾上腺素分泌—更加恐惧"恶性循环，一旦深陷其中，便无法自拔，最后患上神经性疲劳甚或神经症。

如果对原本的紧张极度恐惧，那么这种恐惧感就会变本加厉地折磨人们。在恐惧之时，人会对恐惧产生畏缩心理，同时，恐惧造成的畏缩心理，对人来说又是一个恐惧源头，我把它们分别叫作"初级恐惧"和"次级恐惧"。经过神经敏化作用的人，比起最初神经紧张带来的危险，对自己身体所产生的种种症状更为担心。事实的确如此。而且，神经敏化作用一直在，这就使得初级恐惧似乎持久不衰，造成了两种恐惧合二为一的错觉。这也说明了由于患者不能够正确区分两种恐惧，从而对自己一手造成两种恐惧叠加，最终演化成了疾病一无所知。对患者来说，最大的敌人其实是对这种恶性循环的不了解。

幻想症　一位女士这样说道："我并不确定自己到底在害怕什么，但是我一旦看到或者想到某些东西，我就阵阵发怵。

例如，我很害怕自己会伤到别人。有时候，我只要看到谁，或碰到什么东西，我就会产生那种想法。而且我脑中的那种画面特别清晰、真实，以致我那个时候根本想不到其他事情。我真的怕极了。"

神经敏化作用带来的一些可怕想法，已经毒害了太多人。如果不是被神经敏化作用所影响，这位女士可能就会思路清晰，自己说服自己。她可能会告诉自己："我怎么可能伤害别人？不可能的事！"但是人们一般想到这些画面的时候，身体同时受到刺激，整个人就会在困惑重重的同时瞬间惊愕，不知所措。在这种情况下，确实需要严肃考虑一下患者是否会做出伤害他人的事情，就像那位女士所说，对此产生痴迷心理，脑子里老是出现那些画面。

要是人们知道真相，而不是认为自己真的有伤害他人的倾向；要是人们知道幻想症出现时自己的所作所为并不受意识控制，并且能摆脱幻想症，继续自己的正常工作和生活，那么，将会有多少生命从病痛的苦海中挣脱啊！

神经症患者过于害怕出现那些症状，因此就会避免去一些令自己不安的场所。因而，有的人甚至都不敢出家门，这就叫作广场恐惧症（恐旷症）。在我看来，这只是焦虑症中的某一个特定阶段。

患有焦虑症的人（不管是不是广场恐惧症患者），他们由于恐惧与不安，神经过于敏感，会不停地产生神经敏化作用，且愈演愈烈。理解这一点是非常重要的。

神经敏化作用

对于不惧怕神经敏化作用的人，神经敏化会自愈。

如前文所提及的，我十分强调重视神经敏化作用，因为有它，才会出现情感疲劳，进而演化成神经症。神经症产生的顺序是：首先是紧张（不管是突发的还是渐进的）；其次是神经敏化作用；再次是人的困惑与恐惧；最后出现情感疲劳及其并发现象，导致神经症。

神经敏化作用是情感疲劳的主要原因，因为神经敏化作用把人的所有情感都放大了，并且会慢慢地把患者原本的情感"库存"消耗殆尽。如果一个人的所有情感都被放大化，确实令人难以理解或相信，这也是患者会觉得自己一定是疯了的一大原因。比如，稍微有点不开心的场面，在患者看来就变成了一场悲剧；一个稍微阴暗的场景，在他们看来就是光怪陆离；稍微有点不耐烦就会演变成暴躁不安；丁点噪声就会被夸大到不可忍受的程度；甚至一丝愉悦都会让他们歇斯底里。这样的患者，情感变化如此剧烈，不可避免地会出现情绪疲劳，甚至会"精疲力竭"。

当一位患神经性疲劳的女性看到老母亲垂头丧气地穿过家门口的花园，走向一辆等着载她回她的单间公寓的出租车时，内心便会极度焦虑不安。正常情况下，作为女儿，她会安慰自己说，以后会经常回家看望母亲，带母亲出去散心；或者送母亲去老年人俱乐部，也许母亲会在那里培养一种兴趣爱好。但事实却是，身患神经性疲劳的女儿，内心的悲伤无限扩大，上面那些根本安慰不了自己。对这个女儿来说，剩下的似乎只有令人心碎的焦虑。她深陷苦海之中，不知何时才能解脱。

还有一位患神经性疲劳的女士，在英格兰游玩的时候，去参观了罗马浴场。这个景点对普通人来说，的确会有些许怪异，但是在她看来，那里简直令人无法忍受，于是她拔腿就往外跑。她也被自己的举动震惊了，感到非常困惑。我这样给她解释道：因为神经敏化作用使她的情感放大了，她表现出的强烈反感只是扩大化的情绪。一般的不适感觉一旦被加强，谁都会做出像她一样的举动。

过度自责

人们一般都会把自责感隐藏起来一些，因为要生活下去必须学会这样，否则，过多的自责会令人整日郁郁寡欢。但是，神经敏化了的患者就做不到这一点。在家的时候，过度自责会"大行其道"，患者自己根本无法控制，更别说妥协了，这令患者感到无望。况且，就算患者拼尽全力克服了一份自责，神经敏化作用又会让他产生新的自责出来。所以患者只能时刻处于深度自责之中，都不知道这样过了多久，才会突然"呼"地一下子，惊讶于自己竟然一直处于这种状态。

一些治疗师说，深陷于自责中的患者一般都是这样一类人——总是担心着什么事情，或者在某些事情上老觉得是自己的错。这些患者很有可能已经神经敏化了，但是治疗师并没有诊断出他们的神经经过了敏化作用，只是对他们进行药物治疗。

更有甚者，有些治疗师因为患者感到自责，从而产生了更大的自责，于是造成了患者带着很少的自责心理来，却背负着沉重的自责包袱走的情况。

在患者情绪疲劳，各种情感都被放大化的时候，他们想要迫切地坦白自己的错误，同时也想要甩掉内心沉重的包袱。但是，当患者经过神经敏化作用以后，很重要的一点是，他们要明白自己应该接受这种心理状态，随它去吧。因为忏悔有时候可能会使事情变得更加复杂，而不是给人内心带来安慰。你看，透彻理解神经敏化作用是多么重要啊！（我会在第22章具体来谈如何应对自责心理。）

如同雷鸣的街道

神经敏化作用同样也会夸大噪声——街道上大型车辆行驶而过的声音就好比雷鸣，坐在嘈杂的电影院简直就像是一种酷刑。这是因为听觉神经经过敏化作用，使得周遭的声音暂时被扩大；还有，就是患者内心的一种力量被强化了——一种促使自己"赶紧逃离这些场所"的力量。因此，不知道实情的人会对这些现象感到困惑不解。

爱意浓浓

更神奇的是（情绪似乎永远都没到达顶点），愉快也会被放大化。例如，仅仅是看到喜爱之人的手，内心都会掀起浓浓爱意的波澜，甚至会把自己感动得眼眶湿润。

欣喜若狂

就如前文提到过的，一丝愉悦都会让患者感到狂喜。一位神经症患者讲到，有一次，他的朋友为一首欢快的歌曲弹钢琴伴奏时，自己则站在钢琴旁，情不自禁地跟着音乐唱了起来。这首歌弹唱完以后，朋友扭过头说："你再不要说自己得病了或者抑郁了！你刚才比我们唱得都好听，我看你刚才很是开心哪！"

这位患者对医生说道："医生，他们根本不能明白！我唱歌的时候，并不是开心，而可以说是欣喜若狂。要是我能保持正常程度的开心，而不是喜怒无常就好了。我的这些情绪来得根本没头绪！"

晨起惊恐症

神经敏化作用使人的身体异常敏感，会对细微的变化作出巨大的反应，即使是从睡梦中突然醒过来，也会让患者感到震惊，从而心跳加速。也许刚醒来时，患者需要不断地安慰自己——一切安好，一切安好，不会有什么不好的事情发生。

患者如此焦虑，也很害怕这种焦虑状态袭击自己，以致稍有风吹草动，或一点点焦虑苗头的出现，都会给自己以重击，就像是"刺到了胃里的某一点"，揪心般疼。唉，他多么希望自己能换个词来说，或许能不那么难过。神经敏化作用真是令人痛苦不堪！

除此之外，因为患者对焦虑十分敏感，脑中一点点不好的幻想都会让他承受不住。比如，如果晚上辗转反侧、难以入眠，神经敏化的人就会觉得以后肯定再也睡不着了。你看，神经敏化作用多么可怕！

因为害怕焦虑，过于敏感，患者会觉得自己什么也做不了，慢慢地，就会对自己失去信心，甚至会觉得自己整个人都崩溃了，好像一切都是那么不真实。

早早醒来却心惊胆战　神经敏感的患者早上醒来就会焦虑不安，这就叫作惊吓综合征。由于神经处于异常敏感状态，一觉醒来，患者都会觉得心惊肉跳，即使他并没有发现什么会吓到自己的东西。即使患者晚上心情平静地去上床睡觉，第二天早上醒来，之前那种不好的感觉还是会找上门来，似乎前一天晚上的积极心态并没有什么作用。而且由于早上醒来时的那种惊吓感实在是太真实了，所以患者不由自主地猜想是否马上会发生不好的事情，以此来解释和验证。由于大梦初醒的时候，患者的神经就像处于"初生"状态，所以他会觉得自己仿佛走在刀刃上，心惊胆战。这其实就是前面几天神经紧张造成的后果。就算是患者快要从心惊胆战的状态走出来了，一旦受到一点点惊吓，几个早上以来的那种惊吓感就会卷土重来。归根到底，起初为什么要焦虑呢？

最好的办法就是，起床洗漱，喝点热东西，或许能打破这个"魔咒"。在这种感觉袭来的时候，患者至少应该做到，不要推开它们，顺其自然，坦然面对。

我们一般把有夸大反应的人群称为精神失常患者（不一定患有神经性疲劳或者神经症），当然，神经受到敏化作用的人肯定有这样的表现。患者由于神经敏化作用，无法正常生活，所以会觉得自己懦弱无能，是个扶不起的阿斗。一位患者哭诉道："现在的我和以前的我判若两人，这并不是真正原本的我，我这是怎么了？"患者不知道的是，这种感觉只是暂时的，只是身体正常的情感在神经敏化作用下被放大了。深受这种情绪伤害的人们不相信这只是神经敏化作用产生的结果，更不会相信，只要从紧张状态中解脱出来，敏化的神经就会恢复正常。

所以，了解神经敏化作用以及它在情感疲劳动因中扮演的重要角色十分关键——因为了解本身就会起到舒化缓解作用。

在持续的、过激的情绪反应（尤其是伴随着一些神经紊乱症状，如心跳加速、心律不齐，甚至心搏"停顿"，或者头晕、反胃等）之后，往往会出现精疲力竭、身弱体衰的状况，这甚是令人费解。实则，其中原因有二：一是因为此身体疲劳并不是体力透支引起的，所以上床休息并不能解决问题；二是因为这种病情不好描述，没有患病的人难以感同身受，甚至至亲的家人和医生都无法理解。

有位女性神经症患者告诉我说："我觉得我太没用了！我老公抱怨我一天什么都没做，怎么会那么累。他让我振作起来，可是我根本没有力气振作起来……"

如果体内的腺体，尤其是脑垂体和肾上腺，一直分泌人体所需的激素，那么我们是可以经受住长时间的压力的，我们的身体会适应这种紧张状态；要是腺体枯竭了，不再分泌激素，那么人体就会因无法适应而精疲力竭。这就解释了为什么腺体枯竭所造成的情感疲劳不能通过睡眠来解决，但是从情绪压力中解脱出来，则可以使患者奇迹般地恢复过来。

身体虚弱就是情感淡漠和抑郁症的前兆。首先会出现情感淡漠，就像我在本书后面的章节里讲到的，患者会觉得连给自己梳头都是一件十分费力的事情，所以随后他就蓬头垢面，不再关心自己的外表。

身体继续虚弱下去，情感淡漠就会演变为抑郁症。抑郁症或多或少是由情感疲劳引起的。

上面我所讲到的症状可能很吓人，但是只要知道了这些神经症的发病原理，以及我后面会讲到的如何依据原理来恢复健康，就不会觉得它们那么可怕了。疾病不是什么妖魔鬼怪，不需要害怕，恢复健康也不需要什么外在的神奇力量。生病只是身体对压力或者紧张作出的自然反应，只要消除压力和紧张，身体自然而然地就会自我修复，从而恢复健康。消除紧张的诀窍恰恰就是理解，包括对疾病产生原理的透彻理解。

第 5 章

心理疲劳

神经性疲劳的第三种表现形式

患神经性疲劳的人经常关注自身，关注"自己的感受"，所以他经常（有时候持续不断）会对自己感到焦躁不安，这就很容易引起心理疲劳，就像集中精力刻苦学习的学生，时间久了就会脑力疲劳一样。著名钢琴演奏家阿图尔·鲁宾斯坦在茱莉亚音乐学院的一次讲座中提到："建议学生每天最多练习三四个小时就足够了，时间过长就是白费，因为大脑也吸收不了。"

在大脑清晰的时候，人们脑子里会蹦出一个接一个的想法，可以转换讨论的话题。但是心理严重疲劳的人，情况就大不一样了。他们的思想会停滞，有时候思维太慢，以致觉得思考变成了一件非常费力的事情，连说话的时候，每一个词语都是费力思考、认真编排，才能成句的，甚至有时候会口吃，或者说不出来话。

心理疲劳还会造成注意力不集中、记忆力下降等问题。患者经常忘记刚刚发生的事情，以致他们会怀疑自己是不是过早地面临中老年危机。

聊天对于心理疲劳患者来说成了负担，当他们看到邻居朝自己走来时，为了避免见面说话，他们会绕道而行。他们有时候甚至会觉得连说一句完整的话都令自己感到疲惫。

想想自己心理疲劳之前，周末会在阳光下坐上好几个钟头，慵懒地晒晒太阳、读读报纸，什么都不想，任时间就这样流逝。现在，自己却会有意识地去关注时间，觉得每一秒都很难熬。仅仅1个小时，对一个心理疲劳的人来说，都有一种度"时"如年的感觉。

一般情况下，人们在注意力不怎么集中的时候，看看、听听周围发生的事情，同时大脑也得到了休息。此时，一些不怎么重要的想法会一个接一个地掠过脑海——熨衣板罩上有趣的设计、山毛榉树叶上反射的灼灼阳光等，我们甚至都没有意识到。但是，心理疲劳时就不会有这些想法，脑子好像卡壳了一样，深深陷于特定的一个点上，不再运转。所以，患者就会死抓住某个令他忧虑的事情不放，尤其是那些既令他忧虑又让他害怕的事。

当思想停滞，同时伴有恐惧心理时，很容易就发展成强迫性恐惧症。许多强迫症和恐惧症都是这么来的。

强迫症具有一种占据内心的、程度极端的强迫性思维。心理疲劳的人最容易患上强迫症。当一种强迫性思维出现时，就会迫使患者反反复复做一些违背自己意愿的事情。现在你理解强迫症产生的原理了吗？理解这一点至关重要，因为一旦理解，强迫症就会褪去那神秘的面纱，丧失它吓人的本领。

有一种常见的强迫症，就是患者怀疑自己是否真的爱自己的配偶。一位患有神经症的女士，尽管知道自己深爱丈夫，但是脑子里一直有种她不会一直这样热烈地爱他的错误想法，而且这种想法极其强烈、挥之不去，最后自己都快要信以为真了。当然她并不是不爱她的丈夫，这只是神经疲劳引起的强迫症。这种想法一直占据着她疲乏不堪的大脑，迫使她信以为真。如果神经敏化作用与心理疲劳同时产生，那么要摆脱这些错误想法便难上加难了。

虽然内心明白自己深爱着丈夫，但是这位女士无法摆脱那个错误的想法，这必定使她更加痛苦，也会导致她神经错乱。很多神经性疲劳患者和神经症患者就是这样发病的。而且，她越是感到害怕，神经就会越紧张，当然那种想法持续的时间就会越长，对她的控制力就会越大。

这位患者曾说，尤其是在累的时候，不爱丈夫的这种幻觉会更强烈，扎根在脑袋里不能散去。她还说，有时候自己也知道那只是在身体疲乏之时的胡思乱想，根本不是真的。这时，她会对这种愚蠢的想法嗤之以鼻。我暂且把这种患病时出现的正常思维叫作"闪现"，在后面的章节里，我会在治疗强迫症的方法里对此进行详细介绍。

恐惧症具有一种持续的、不理智的害怕心理。神经敏感的人很容易患上此症，而且心理疲劳会使情况雪上加霜。神经敏感的人在排队的时候，不像一般人有点不耐烦，他们会愤怒甚至狂躁，并且以后再也不排队了，于是这就形成了排队恐惧症。许多类型的恐惧症就是以如此简单的形式产生的。

脑袋混沌

心理疲劳的人经常说，自己的脑袋像是裹上了一层厚厚的毯子，昏昏沉沉的。如果加上视觉模糊，或者走路不稳、摇摇晃晃（因为肌肉疲劳），这种感觉会更加严重。有的患者说，真想狠狠地砸一下脑袋，好像只有这样才能清醒过来。

心理疲劳导致的头昏脑涨会持续几个小时，甚或好几天。一位女士这样说道："我脑袋里好像有一堵厚厚的墙，所有的想法都撞在了墙上一般；以前，我是那么思维敏捷，别人都夸我有远见卓识。现在你看这糟糕的脑袋！头脑清晰的时候，我还能正常思维；但是一旦它陷入混沌，我整个人就完蛋了！"

她还说道："有一件事我很愧疚，搞得我整天都很忧虑，而且一直摆脱不了。我的心理医生说这是自己折磨自己，让我用药物治疗。药物确实有点效果，但是后来，那个'忧虑'又像阴云一样，笼罩在我心头。有那么半小时我头脑不昏沉了，我可以和别人正常交流，甚至还可以开怀大笑。突然间，我又想起那件事，于是又内心痛苦，头昏脑涨起来。"

由于患者不知道头昏脑涨是神经紧张和头脑疲劳共同造成的，于是感到很震惊。加之本来就紧张，头脑昏沉后更紧张得不知所措，于是越来越紧张，越来越苦闷，因而造成头脑更加疲劳的恶果。

患者被困于心理疲劳这个"魔咒"中难以解脱，思维迟钝、头昏脑涨。于是患者会关注自身的一些异常行为以及一些异常想法。在患者神经症治愈之后的很长时间里，这种"自我关注"可能都很难消除。事实上，它将成为患者与病魔斗争的最后一关。

即使在恢复健康之后，疾病的魔爪仍然会像过去一样，抓住患者不肯松手，然而患者自己却丝毫察觉不到。

在魔爪中难以挣脱，会使患者愈发关注自我，愈发紧张焦虑，于是再次陷入恶性循环中：越是想奋力逃脱，反而陷得越深。

神经疲劳和神经敏化作用共同造成的"魔咒"其实是遵循

一种简单、自然的发展顺序的，既然是这样，那么我们肯定能通过打破这种顺序来破除"魔咒"，从而找到治愈办法。关于如何改掉自我关注的毛病，我会在下文中具体讲述。

跳出"自我关注"的泥潭　想从神经症中挣脱出来的人总会想着，自己要从深渊中努力向上爬，再向上爬，如同要从一个泥潭中挣脱出来，重返地面，重见天日一样。举个例子，听到一个朋友准备出发旅行的时候，正常情况下，自己也能够做到，只要收拾行李准备出发就好了；但是，对于患者来讲，出门旅行就好比登天，很难做到。

患者自己不能理解为何会这么难。其实，这是因为要旅行必须得走出自己内心的"深渊"，走出自己那灰暗的内心世界。世界本来是美好的、阳光明媚的，但是患者自己的内心却是无尽的疲惫和焦虑的世界，或许是由于自己的眼部肌肉过度紧张，看到的世界都是灰暗的了。

不仅如此，像普通人那样正常生活（先不说出去旅行），患者都会感到力不从心，这"泥潭"实在是太深了。

其实，时间和接受会抹平一切，把不可能变为可能，泥潭终会干涸，地面终会出现。

吓人的强光

心理疲劳患者经常待在室内，不见天日，在突然把门打开，太阳光照射进来的一刹那，这突然的强光会把他们惊吓到。曾经有这样一个试验，试验者令一位心理疲劳的神经症患者走过一条黑暗的隧道，隧道的尽头是一片阳光明媚的沙滩，沙滩上有很多游客和颜色亮丽的伞。当患者从隧道出来的那一刻，他被眼前的亮光惊到了，他说那种感觉非常不真实，如同梦游一般。这惊吓突然让他明白了，自己一直以来所处的暗无天日的世界只不过是心理疲劳造成的。

这场经历拯救了这位患者。头一次，他理解了什么是心理疲劳，并看清了自己曾经是如何被焦虑所困扰的。他终于明白自己的病其实并没有什么可怕的，只不过是神经疲劳了而已。很长时间以来，他都以为自己无药可救了，对治好自己的病已经近乎绝望，没想到这就真相大白、水落石出了。理解拯救了他。

第 6 章

精 神 疲 劳

神经性疲劳的第四种表现形式

神经性疲劳还有最后一种表现形式，即精神疲劳。神经性疲劳患者会有一种"身体被掏空"的感觉，以致每动一下，都十分费力，于是患者就怀疑自己是否值得再去努力拼一把。有些患者说感觉自己似乎突然一下子老了，已经没有任何力气去面对新的一天，更别说几个星期或几个月了。患者越是挣扎，信心越是下降。你越是奋力抵抗，病魔来得越猛烈，我后面也会讲到这个。

患者首先要做的，是寻找新的希望与勇气，哪怕这希望一开始十分微弱。一口吃不成一个大胖子，或许，刚开始也不能贪多，因为这对于精神疲劳患者来说，可能一下子也应付不来。但是，聚沙成塔，就从这微弱的希望开始，患者最终会恢复健康。

同时，由于希望很微小，所以稍有一丝打击，恢复之路就会被阻断。

天无绝人之路，只要掌握病因，制订一个恢复计划，希望和勇气就会重生。如同在被烈火吞噬过的森林里，被烧毁的树墩上，绿芽依然会勇敢地冒出来一样。

我目睹了无数神经症患者凭着那一丝丝勇气与希望，勇敢地迈出了走向康复之路的第一步。对此我感到十分荣幸，因为他们正是听了我的建议，靠着对疾病的理解，才会有这样的勇气。

虽然这第一步似乎是那么的渺小、微弱，但是其中的力量却是不可否认的，就像千百万年以来，人类进化史中的勇气一样坚不可摧。

人人都有这种力量与勇气，只要我们相信这种力量和勇气能够创造奇迹，那么它们就能让我们学着不畏恐惧，坚强地生活下去。最终，我们会在生活中无所畏惧，战胜病魔。

年老体衰与神经症　一位患者这样说道："一个人在患有神经症的同时，该如何面对衰老带来的问题？我正在一天天衰老，神经症似乎都不算什么难题了，我的努力似乎根本没有取得一点点实质性的效果，因为我已经老了，没有能力工作，也没有能力娱乐，甚至连坐车去旅游的精力都没有。但是我在神经症的折磨下，照样生活了15年！衰老带给我的感觉让我想起了多年以前，刚刚患病时的那种感觉。或许，这就是为什么我觉得是衰老而不是疾病，造成了我现在的状况。

"以前，收拾屋子、打理花园这些事统统都不在话下，就算是身体不适的时候我照样能胜任，但是，现在我一点力气都没有，干不了这些活了。假如我强迫自己做这些事情，不一会儿就浑身疼痛难忍，根本划不来。我相信这种状态和以前患病时候的痛苦不无联系，但我确信现在的状态更多的是因为我老了。"

我认为，这位患者的疲劳是疾病造成的，而不是年龄，虽然她没有告诉我她具体是多少岁——只是说"一天天变老"。正常情况下，人的适应能力和体能都会随着衰老而下降，还有生活的动力以及兴趣也会随着年龄的增长而减弱。一般来说，这些变化都是渐进的，而我怀疑患者是突然间感觉自己衰老的。

长时间受神经症的折磨会给人造成精神疲劳，我认为，这才是这位患者的主要病因。当她努力挣脱这种疲劳状态的时候，与其说是因为她年轻，不如说是因为她有勇气和希望——这是两个最重要的动力。现在呢，她不仅挣扎累了，而且也失去了信心，因为她明白自己日渐衰老，觉得疲劳感是不可逆转的。

如果她能够摒弃绝望，重拾希望，并且愿意再次接受自己，慢慢地就会有所好转。平和的心态是一剂上好的秘方，很显然她现在还不具备。

到底是年龄还是疾病造成了疲劳？这个问题我被问过好多次。我觉得只要患者不去刻意追问神经症和年龄分别在多大程度上造成了现在的疲劳，而是利用现有的能力，做自己能够做到的，不再用疑虑来抹杀自己，那么，他一定会惊讶于自己竟然能够渐渐地恢复过来。就算是在耄耋之年，只要我们放松自己，不要紧张，身体的恢复能力是十分惊人的，对此我自己深有体会。

许多神经症患者不去活动，缺乏锻炼，以致变得双腿无力、肌肉松弛，所以比起走路，他们更愿意坐着或躺着。

还有，单单是疲倦这种想法都会让人觉得疲倦，至于面对疲倦，如何应对一系列的症状就更不用说了……怪不得疲倦的时候患者会畏缩不前。

我的建议是：先不要期待有多大进步，坦然面对每一天；不需要过多地发出疑问，只管把该做的事情做了；也不要消极奋力抵抗，因为这只是白费力气。

保证三餐有营养，不要依赖药物，也不要晚上睡前吃太多安神药。因为随着年龄越来越大，我们的身体对药物的吸收代谢功能下降，少量的药物就会产生很大的作用。如果挑食的话，我建议最好摄入适量的维生素。

我再次强调，一定要坦然接受自己的状态，要有一颗年轻的心。

第7章

神 经 性 疲 劳 和 神 经 症

通常情况下，患神经性疲劳的人很难充分意识到神经性疲劳和神经症的界限是什么。任何人，尤其是工作中身居要职的人，在面对难以完成的工作时，都会觉得自己即使没有患上神经症，肯定也已经受它威胁了。所以，他们担心两件事情：一件是要与疲劳做斗争，另一件是自己患上神经症。这其实很危险，因为在疲劳状态中，害怕自己患病往往就是在为患病铺路。

对症状以及疲劳的深刻理解会帮助患神经性疲劳的人解除迷惑，同时，在与疲劳做斗争的时候，也不那么害怕自己所处的状态，这样其实也就避免了患上神经症的风险。

然而，一旦恐惧心理趁机得逞，占了上风，神经性疲劳患者就会不知所措，身处绝望之中，甚至病急乱投医。这个时候，正确的引导至关重要。多年以来，成百上千的患者在我的指导下，成功摆脱了神经性疲劳和神经症。这也充分证明，听从我的建议，对患者康复有很大作用。

由于把神经性疲劳和神经症放到一起讲不容易理解，所以下面我着重讲神经症，神经症的相关治疗建议同样也适合神经性疲劳。

第 8 章

什 么 是 神 经 症

　　神经症可以分为很多不同的等级。实际上许多人的神经状况都不佳，其中虽然有的人比较沮丧，但是仍然在坚持工作，并不能说这些人就患上了神经衰弱。实际上，尽管他们承认自己神经状况很糟，但是极不情愿被人说他们患有神经衰弱，甚至是这样的暗示也不行。不过，他们的症状一旦加剧，就会导致神经衰弱。其实，神经衰弱不过就是这些症状加剧的后果而已。虽然这本书主要讲述的是神经衰弱的发展过程和治疗方法，但是上面神经状况不佳的人抱怨的所有症状都会在本书中有所体现。书中描述的神经症患者的症状和他们所抱怨的是一样的，只是严重程度不同，神经衰弱患者的感受要更加强烈一些。

　　那么，神经状况不佳的人如何就发展成神经衰弱了呢？其中的分界点在哪里呢？神经衰弱指的是患者的症状非常严重，以致他们不能很好地打理自己的生活，甚至完全不能自理。

医生经常被问起：人们真的会"崩溃"吗？如果是，又是如何崩溃的呢？我们也常常遇到这样的问题：神经衰弱是怎么开始的，又是如何加剧的？

神经衰弱发生的临界点

很多人在不知不觉中就患上了神经衰弱。突如其来或长时间形成的压力与紧张会使与肾上腺素分泌有关的神经变得敏感，从而产生各种夸张或令人担忧的症状。医生对这种"敏感"的状态是非常清楚的，但一般人却不甚了解，以致他们在第一次经历时很容易感到困惑或者害怕。如果人们问我神经衰弱发病的确切时间，我想应该是在敏感的人开始对压力造成的神经敏感感到害怕，并由此陷入"恐惧—肾上腺素分泌—更加恐惧"的恶性循环而不能自拔的时候。由于恐惧，肾上腺素分泌增加，进而刺激本已经敏感的身体更加紧张，患者也由此愈发恐惧。这就是"恐惧—肾上腺素分泌—更加恐惧"的恶性循环。

神经衰弱的两种类型

大多数神经衰弱属于两种主要的类型，其中一种相对简单，患者主要担心的是由敏感的神经引发的不良感受。这种类型的患者出现的神经衰弱，可能是由于受到某种震惊，比如一次耗费体力的外科手术、某次严重的大出血、意外事故或者难产；也可能是生病、贫血或过度节食引发的。这样的人在家庭生活或者工作中通常都不会怎么心情低落。其实，除了因为神经衰弱而不能履行正常职责之外，他们都没有什么大问题。

第二种类型的神经衰弱是由一些人们难以应对的问题、冲突或者令人难以抗拒的悲伤、内疚或羞耻感造成的。长时间的极度内省造成的压力会逐渐地使神经变得敏感，进而使患者在内省的同时，心境由焦虑演变为狂躁，导致这种状态和最初的问题、冲突、悲伤、内疚和羞耻感一样成为痛苦的源泉。实际上，神经敏化作用引起的困惑与恐惧最后将变成最大的问题。

第 9 章

比 较 简 单 的 神 经 症

上一章所述的第一种神经衰弱（焦虑性神经衰弱）的患者常抱怨自己或多或少地有以下几种由敏感的神经引发的症状：失眠、抑郁、疲劳、胃痉挛、消化不良、心动过速、心跳沉重、心颤、心悸、心脏偶尔停止跳动、心脏底部有刀割般的疼痛感、心脏周围有疼痛感、手心出汗、手脚有针刺感、喉咙处有梗塞感、深呼吸困难、胸部有被压迫感、皮肤下似有蚂蚁或蛔虫在爬行、头上像戴了紧箍咒、头晕、出现幻觉——例如无生命的物体在移动，此外还可能伴有恶心、呕吐、偶尔的腹泻、尿频等。

下面就是这样一位患者的典型情况。患者是一位年轻的母亲，她给医生列出的症状是这样的：

◆ 极度紧张

◆ 头痛

- ◆ 筋疲力尽

- ◆ 心悸

- ◆ 害怕

- ◆ 心脏底部刺痛

- ◆ 对什么都不感兴趣

- ◆ 烦躁不安

- ◆ 心跳沉重

- ◆ 胃部有坠胀感

- ◆ 心颤

出现这些症状的人很容易因为一些小事感到不安。他们总觉得自己身上出了很严重的问题，而不相信这种令人沮丧的体验是任何人都可能会有的。许多人确信自己长了肿瘤（或至少是某种"隐藏很深的"病根），要么就是认为自己快疯了。他们的愿望就是在这些"可怕的事情"发生之前尽快地恢复自己原来的样子。他们没有意识到这些症状的产生缘于紧张，其发展变化也遵循着一种普通的模式，即持续恐惧和紧张。

在这里，我将首先详细描述一下这种神经衰弱的发展过程，然后再去讨论它的治疗方法。因为，患者对当前状况的迷惘以及对未知将来的恐惧是拖延其病情的主要因素。

起因：心悸

很多人在突然面对某种令人担忧但却对身体没有任何损害的体验——例如第一次意外的心悸时，会因为恐惧而徒然患上这种类型的神经衰弱。

不过，即便是一颗健康的心脏，它在贫血、疲劳或压力大的情况下也会出现心悸的症状。对于一个非常紧张的人来说，这样的心悸是很可怕的，尤其是当它发生在晚上，没有人可以给予安慰和鼓励的时候。患者会觉得心脏狂跳不已，几乎要爆裂开来。在这种情况下，他通常会躺着不动，生怕动一动会加重对自己的伤害。于是，恐惧就产生了。其实，因为身体尤其是心脏突然感觉不适而惊慌，是一件很正常的事情。

"恐惧—肾上腺素分泌—更加恐惧"的恶性循环——恐惧引起更多肾上腺素的分泌，使得本来就悸动不安的心脏受到了进一步刺激，从而跳得更快，发作的时间更长。患者此时可能会感到恐慌，认为自己快要死了。在他等待未知厄运发生的时候，他的双手开始冒汗，脸上开始发烧，手指产生麻刺感。

不过，患者最终会平静下来——情况总是这样——而且这种平静的状态还有可能保持一段时间。然而，一旦有了这样的可怕经历，他便会害怕再次发作，并且一连几天都会处于紧张和焦虑的状态，同时还时不时地想要摸摸脉搏。如果心悸不再发生，他可能会平静下来，投入工作而忘了这件事情。可如果再次发作，他就会真的担忧起来。因为很明显，不幸的事情仍在继续。他不仅害怕心悸，还会因为担心有更坏的事情发生在他的身上而感到惴惴不安。由于紧张导致了更多肾上腺素的分泌，所以用不了多久，他的胃就开始翻腾、手心冒汗、心脏时常跳得飞快。他变得更加恐惧，肾上腺素也分泌得越来越多。换句话说，他陷入了"恐惧—肾上腺素分泌—更加恐惧"的恶性循环。

由于恐惧而感到紧张。在这个阶段，如果患者向医生进行咨询，医生通常能够成功地消除他的恐惧和疑虑。但是，医生可能无法让患者完全地放下心来。更糟糕的是，有些医生甚至会要求患者卧床休息，并嘱咐他要小心谨慎，不能过于劳累。多数人，尤其是那些没有经历过岁月磨砺的年轻人，在听到此种建议后一般都会郁闷地躺在床上不敢乱动，生怕动一动，自己那"有毛病的"心脏会再出现什么问题。此时，他们的神经由于担心已经处在一种紧张的状态。你能想象得出这种状态吗？或许你已经有了这样的经历。

从另一个角度讲，如果医生为了让患者安心而对心悸轻描淡写的话，患者又可能会固执已见地认为医生对最糟的情况有所保留而没有告诉他全部的实情。如果他一直这样紧张和害怕下去，那些症状肯定会再次发作。发作得越频繁，他就越紧张；

而休息得越多，他就越有时间胡思乱想，也就越会感到紧张和忧虑。他会时不时地把手指放到脉搏上，而作为对这种焦虑情绪的回应，他的心脏常常会跳得比平常快——尽管还达不到心悸的程度。事实上，由于他对每一次心跳都很敏感，他所感受的心跳会比实际的心跳还快。对他而言，这样的心跳简直就像擂大鼓。有位颇具想象力的女患者曾把两个枕头靠在一起，然后把耳朵放在中间，这样她会觉得心跳的声音小一些。

至此，患者开始认为自己真的很不幸，他变得食欲不振，体重下降，并且由于害怕病情反复而不愿一个人独处，同时他也害怕和其他人在一起，担心自己一旦发作会闹出笑话。像这样下去，要不了多久，他身上就会出现神经衰弱的大部分症状：胃痉挛、手出汗、心脏四周疼痛、心跳加快、眩晕、头痛。换句话说，他已完全陷入了"恐惧—肾上腺素分泌—更加恐惧"的恶性循环。

如果对心悸的恐惧没能让他患上神经衰弱的话，那么对其他身体不适的恐惧通常也会达到同样的效果。或许他曾有过心口疼痛的症状，而由于惊慌且无知，他会错误地认为这就是心绞痛；或许是因为高度紧张的生活方式引发了经常性的胃痛和心颤，于是他开始感到恐慌。不管原因是什么，持续的忧虑都会使与肾上腺素分泌有关的神经变得敏感，进而加重他的负担，使他逐渐出现上述各种症状。他试图抗争或者逃避，但最终他还是会陷入"恐惧—肾上腺素分泌—更加恐惧"的恶性循环。

如上所述，神经衰弱的各种症状或多或少地变成了这些患者日常生活的一部分。比方说，有些人一觉醒来会感到出奇平静，并且可以在胃痛发作前静静地躺上个把小时；有些人在晚上感觉最为平静；还有一些人则一刻也不得安宁。

恐　慌

除了频繁出现的烦人的症状外，有些人还时不时地受到强烈恐慌的侵袭。有的人每隔几分钟就发作一次，而且这种状况还会持续几个小时。不难想象，当一个患者正努力要表现得像个正常人时，突然而来的恐慌会让他感到多么不安，而整天都要在恐慌（担心恐慌在不合时宜的场合发作的恐惧）中度过又是多么痛苦。不幸的是，恐慌往往会在患者认为最不适宜的时候发作，因为那正是他最为忧虑和担心的时候。

可能在这个时候，最初的心悸症状已悄无声息地离开了患者，而恐惧的其他表现则成为他关注的焦点。不过这并不多见，一般情况下心悸仍会持续，从而加重患者的痛苦。

以上的说法并非臆断。我正是因为听到了太多这样的事情，所以才会给予这一问题应有的关注。我了解病情发展的这一阶段。前几年，很多患者因为得不到正确的治疗而不得不四处求医。

对于健康的人来说，这样的体验听起来可能既幼稚又傻气。他们会想："为什么不振作精神，投入工作，忘记这些乱七八糟的事情呢？"的确，这也正是患者想做的事情。但是，我们健康人没有意识到的是，在这种情况下，患者所感受到的恐惧是一般人所不曾体会，更未想象过的。一次次的恐慌，伴随着体力的消耗，不仅越来越剧烈，而且越来越容易发作，而害怕恐慌又会带来一系列的后果。最后甚至连碰见陌生人、想到要独处，或者"砰"的关门声都会令恐慌发作。况且，就算他想打起精神去工作，这样频繁、剧烈的发作也足以打消他的这个念头。

几年前，我做过一次手术。在恢复期间，和我一起的几个朋友邀请我和另外一个年轻人去林中散步。他们向我保证说路并不长（不过当我看到年轻人的那双长腿时心里不禁犯起嘀咕：这路对他来说也许不长，对我可就难说了）。然而让我惊讶的是，那个大个子的年轻人不一会儿就落在了后面，我们还要时不时地停下来等他。到了中午，他终于筋疲力尽地躺在了草地上。后来，他给我讲了他的故事，他说他从学生时代起就开始忍受剧烈且频繁发作的恐慌的折磨。多年来，他的生活如同噩梦一般。实际上，他并不惧怕任何特定的东西，唯一让他害怕的就是那种恐慌的感觉。这种感觉后来越来越严重，也越来越耗费他的精力，以致短短的散步他都承受不了。

后来，这个人康复了，他甚至还带领一个科学探险队进行过探险。我之所以提到他，是因为他并不是一个懦弱的人，而是一个肩负责任、思维敏捷的科学工作者。经过治疗，他很快从困扰了他 10 年的恐惧症中摆脱出来，恢复了健康。

抗 争

神经衰弱患者既不愚蠢也不懦弱，通常他都会是一个非常勇敢且尽最大能力与疾病抗争的人。他的这种勇气虽然用错了地方，却值得称赞。在醒着的每分每秒里，他或许都在拖着冒汗的双手和紧绷的肌肉与疾病抗争，他会疯狂地强迫自己忘掉目前的状况，把注意力集中到其他的事情上。或者，他会在脑中不停地搜索，急切地希望能找到一种摆脱痛苦的方法，但结果是连连碰壁。

晚上，他筋疲力尽地倒在床上，等待他的或许是一夜的烦躁，或许是极度疲劳后的沉睡，也或许是吃了巴比妥类药物后的昏睡，不过最糟的还是服用了大量镇静剂后仍无法入睡。

前半夜情况可能还不错，患者会觉得基本上恢复了正常，并以为自己终于渡过了这个"难关"。他会在上床睡觉的时候说"现在一切都结束了，明天我又将是原来的我"，但醒来后发现情况比以前还要糟。他不明白，为什么前一天晚上自己还感觉不错，可到了第二天早上情况非但没有改善，反而比以前更糟了呢？碰到这种情况，患者当然会觉得更没指望了。他要么确信有那么一条康复的捷径，只是他始终没有发现；要么就是认为从来都没有，并且永远也不可能有这样一条可以让他摆脱目前的困境，回到从前的平静生活中去的道路。

回顾从前，他会以一种羡慕的眼光看待过去的自己。那时的他可以静静地坐着品味一本好书，也可以高高兴兴地看电视，可惜物是人非，现在的他却在忧心忡忡地计算着自己成为目前这个样子的时间。他想，如果不抗争，又怎能变回原来的自己呢？抗争是他的自然反应，也是他知道的唯一武器，所以，他抗争得更激烈了。但他越是这样，情况就越糟糕。这很自然，因为抗争会使紧张加剧，紧张又会促使身体释放更多的肾上腺素，而这又进一步刺激了与肾上腺素分泌有关的神经，于是症状便会不断地出现。更为糟糕的是，他的朋友也会不假思索地建议他与之抗争，甚至连他的医生也会对他说："你必须和它抗争，老伙计，一定不能让它占了上风！"

至于到底发生了什么，他并不知道。他像着了魔似的，根本没有意识到这一切仅仅缘于他自己的恐惧、抗争和逃避。

就在这个阶段，他可能会患上严重的头痛，总觉得头上有滚烫的铁条箍着，或者有重物压着。他可能会感到头晕、恶心、深呼吸困难、心脏周围酸痛难当，或者心口有如刀绞般剧痛。此外，他还可能会反复出现一些奇怪的症状，如不正常的心跳缓慢、短暂的心跳停顿、心脏微弱的颤动等。因为这些，患者对其他人和事都失去了兴趣，日益加剧的紧张感还会使他因为一些琐事而感到不安。

使用镇静剂

在这个阶段，医生一般都要开镇静剂，毫无疑问，患者也需要镇静剂。但是，出于外行的不信任，他的家人可能会叫他"把这些破烂东西倒进水池里"，并说"它只会让你更加沮丧""医生最后还得让你摆脱药瘾"。这时患者会变得更加迷惑，因为在意识深处，他也害怕会出现家人所说的后果。医生面临的一个问题就是如何说服患者——以及他的家人（这一点同样很重要）——相信服用这样的镇静剂不但无害，而且还是一种非常必要的临时措施；如果在认真的监督下服用，患者是不会上瘾的。通常情况下，被治愈的患者最不愿意看到的就是那些可恶的胶囊或粉红色的混合物了。

不过生活总是充满了矛盾，在康复的路上你会遇到许多意想不到的障碍。用一位女士的话来说，就是"你永远都不会相信在完成任务的过程中需要扳动那么多的机关"。

举例来说，可能就在医生即将说服患者服用镇静剂的时候，某个人恰巧服用了过量的巴比妥酸盐，于是报纸开始大肆宣扬这种药物的危害；而尽管这个患者一连几周都未曾看报，但他却会鬼使神差地去看这则报道或听这方面的消息。于是乎，医生不得不又重新开始他与患者的"较量"。

另外，就算患者最终服用了镇静剂，恐惧通常仍会乘虚而入。镇静剂只是减弱了患者所受打击的强度，不过正是由于有这样的效果，镇静剂才在恢复的过程中起着重要的作用。这个问题我们将在以后进行讨论。

崩　溃

最后，不堪重负的患者会在用尽了自以为的最后一丝力气后颓然倒下，而惊恐的家人则会站在他身边一筹莫展。隐约中，他听到有人低语："医生，他病倒了。"这句话预示着他抗争疾病的结束，而疾病像铁链一样把他绑在了床上。他想，如果从前的自己都找不到一个解决问题的方法的话，那么现在的他还能找到吗？过去的抗争似乎太过激烈，历程也太过艰辛，所以他得在床上躺上几个星期，甚至几个月的时间，或者是被立即送往医院接受电击治疗。

恐惧的持续模式

毫无疑问，你已经在这样的患者身上找到了自己的影子，你可能会意识到自己身上的那些神秘症状也源自恐惧。

不管神经衰弱是轻还是重，恐惧都是其发生的根源。冲突、悲伤、内疚或羞耻感可能会引发神经衰弱，但恐惧很快就会后来居上。甚至失去亲人的悲痛也掺杂着恐惧———一种害怕独自面对未来的恐惧。内疚为恐惧打开了方便之门，而焦虑、担忧、害怕都不过是恐惧的不同表现形式而已。

有些人可能会争辩说，紧张与恐惧截然不同，只在某些特定情况下才会引发神经衰弱。比如，一位因长期照顾年迈多病的父母而倍感紧张的中年妇女就有可能患上神经衰弱。然而，如果在日复一日地应付日常事务的过程中，她并没有想得太多、太远，没有对自己被限制在父母身边的实际状况给予过多的关注，那么她就可以长时间地坚持下来而不会出现问题。她可能会被压得"抬不起头来"，还时不时地会需要得到帮助，但她不会"崩溃"。

我曾经提到过有位女士在这样的情形下坚持了很长时间。她的哥哥是这样讲的："是的，纳迪亚确实承受了巨大的压力，但她从未想过自己。"这就是纳迪亚坚持下来的关键所在。如果她去琢磨朋友们同情的话语，开始可怜自己、担心将来，那么她就为神经衰弱准备好了发育的土壤。

紧张会引发严重的头痛（纳迪亚就患有偏头痛）和身体的疲惫，但除非伴随着恐惧，否则它是不会引发神经衰弱的。当工作即将超越身体极限，而责任又不允许我们停下来的时候，恐惧常常就会浮出水面，不过和很多人所认为的不同的是，随之而来的神经衰弱不是因为疲劳而产生的，而是由恐惧引起的。

害怕承认恐惧

有时承认恐惧对一个人来说是很困难的，即便是对自己承认也同样如此。有一位女士就曾坚持认为引发她神经衰弱的是"胃的痉挛"而不是恐惧。所以，我在和她谈话的时候没有提及这个字眼，而是尽量让她相信是紧张导致了胃的痉挛。在来我这儿之前，她的胃已"痉挛"了 6 个月，其间她吃得很少，睡得也很差，看上去形容枯槁。然而，在她最终承认是紧张引发的肾上腺素分泌导致了痉挛之后，她很快就放松了下来，并在 1 个月内恢复了正常。尽管如此，她仍然坚持认为自己没有害怕。

那么，除了说她不再感到害怕外，还有没有其他的方法来解释症状的消失呢？我叫这位患者自己分析，她是这样说的：

"以前我讨厌那种感觉，现在我不再有这种厌恶感了。"这种厌恶感曾经是如此强烈，以致她在 6 个月的时间里一直深陷其中而不能自拔。是否可以说，这种强烈的厌恶感与恐惧的区别仅仅是程度上的不同呢？对此我不得而知，但至少有一点我们必须承认，即这种强烈的厌恶感与恐惧非常接近，所以它们能引发同样的神经反应。

如果把恐惧伪装成强烈的厌恶感能够使你感觉更好一些的话，那么你不妨这样做。这个问题无关紧要。只要你明白二者引发的身体反应非常接近，它们之间的任何差别就都可以忽略不计。

持久的内在声音　有一种持久的内在声音挑拨紧张的人去想最坏的。一个小声音说："别人能做到，别人能恢复，但你不行！"一个紧张不安的人的内心会玩一些奇怪的把戏，而他太容易被它影响了。他不明白，内心的声音像他一样抱怨是很自然的，而他仍然如此敏感。

恢复通常遵循相似的模式，其中之一是消极的内在声音的不断发展。在这种情况下，阻碍思维是正常的、非常人性化的。它的声音应该被听到，不管怎样，顺其自然吧。让它说出它想要什么；让它带来足够的恐惧，但要小心它；当你有勇气不让它压倒你的时候，你会逐渐感觉到自己脱离了它的喋喋不休。

单一模式

本章描述了一种最为简单的神经衰弱形式，它没有掺杂其他的问题，其根源仅仅是患者对恐惧引发的反应感到害怕，这是我们所知的一种最普通、最直接的神经衰弱形式。如果你属于这种类型的神经衰弱，那么你离痊愈只有一步之遥，你要做的只是让自己明白所有的症状都不过是由一个单纯的原因通过一种单一的模式引发的，这个原因就是恐惧。这些症状并不单单出现在你身上，很多像你这样的人都非常熟悉这样的症状。但不管它们多么令人不安，我都可以明白无误地告诉你，它们可以被完全消除，你也可以重新获得身体和精神上的安宁。

第 10 章

如 何 治 疗 简 单 的 神 经 症

　　如果你患有简单类型的神经衰弱，你就会注意到有些症状几乎已经成了你日常生活的一部分——就像前面提到的那样，而另一些症状则只会偶尔出现。比如胃痛、手出汗、心跳加快总是伴随着你，而恐慌、心悸、心律不齐、心脏四周疼痛、颤抖、呼吸困难、眩晕、呕吐则只是间歇性发作。经常出现的症状反映了你的恐惧表现出一种长期性；而不时发作的症状则反映了恐惧强度的变化，因而表现出一种间歇性。

　　对上述症状的治疗依赖于几条简单的原则。第一次读到这些原则的时候，你也许会想："这对我来说太简单了，治愈我的病需要用更激烈的办法。"话虽如此，但在实际运用这些原则的时候，你还是需要接受指导，而且在治疗的过程中你可能还需要时不时地去重温这几条原则。

　　这几条原则可以概括如下：

- ◆ 面对
- ◆ 接受
- ◆ 飘然
- ◆ 等待

这样的治疗方法既不神秘，也不会让你眼前一亮，但如果你明白很多人正是由于做了相反的事情而在自己的问题中越陷越深的话，那么你就会发现它是多么具有启迪意义了。

让我们再简单地看一看上一章的那位对恐惧引发的身体反应感到害怕的患者，看看我们能不能找出适合他的治疗方法。

首先，他对自己的症状过度恐慌，每当一个症状出现时他都会认真地检查，忧虑地"聆听"。为了摆脱这种讨厌的感觉，他要么生硬地与之对抗，要么像热锅上的蚂蚁一样忙着找事做，想以此强迫自己将注意力转移开。换句话说，他要么选择抗争，要么选择逃避。

另外，由于不能很快找到解决的办法，他开始感到困惑。他不停地回想以前，同时还担心个没完：都过去那么长时间了，怎么还没好？他和医生都还没找到窍门。他开始失去耐性。

概括起来，他把时间花在了以下几个方面：

- ◆ 逃避，而不是面对。
- ◆ 抗争，而不是接受。
- ◆ 过分关注，而不是飘然而过。

◆ 失去耐性，而不是耐心等待。

现在，让我们来看看通过面对、接受、飘然和等待，患者是如何治愈疾病的。

我们将首先探讨经常性症状的治疗，然后探讨间歇性症状的治疗。

第 11 章

面　对

　　面对意味着要明白这样一个道理：康复是通过自身内在因素达到的。虽然外界因素的帮助与指导很重要，但最主要的还是自身努力——勇敢面对自己所恐惧的东西。康复的机会就蕴含在害怕去的地方或者害怕做的事情中。也就是说，有恐惧的地方，就会有康复的机会。

　　面对也意味着不能回避，要勇敢面对担心自己会因为恐惧而更加紧张的心理。回避其实就是在逃避，而不是面对。

　　我见过这样一位患者，他来自加拿大，在他身上可以看到不敢面对的鲜明特点。他只要一出家门就感到恐慌，不管是独自一人还是有伴同行，所以他都不敢离开家门半步。

　　治疗师鼓励他尽自己可能地走出家门，尽量不要恐慌。万一恐慌（他肯定会），就原路返回，休整之后再次出发，照样能走多远就走多远，只要内心不恐慌。治疗师的目的是让患者通过反复走那一段路程，达到非常熟悉的程度，这样就不会有恐慌心理了。

这位患者有了很大进步，于是决定去美国旅游。他在拉斯维加斯玩了2周，这期间都没有出现恐慌心理，最后胜利而归。

回家后的第二天，他去银行办理业务，在患病的时候他经常去这家银行。他站在队伍中的老地方，当他把手里的存折交给同一个银行职员——就是那个戴着厚框眼镜的职员——的时候，以前的恐惧感突然袭来。对疾病来说，这是一次漂亮的袭击，因为恐惧感卷土重来，患者也再次陷入了绝望之中。这位患者并没有逃离现场，只是站在队伍里，任由恐惧感侵袭。这也就难怪他会感到孤立无援，并绝望地自问："我该怎么办呢？"

这位患者通过不断练习，利用熟悉感来获得内心的平静。他从未直面恐惧，也从未完整地学过如何面对。他学到的只是一味地回避恐惧、镇压内心的恐慌，从未了解过任由恐惧侵袭，直到恐惧再也不是什么重要问题的方法。

的确也有一些患者通过回避恐惧收到了一定的成效，但是当恐惧重返的时候，他们就会变得不堪一击。就算是轻微的痉挛，都会让他们那所谓的勇敢溃不成军。

我反复强调，内心深处要是有这样一种声音："可能这会儿不会恐慌的。"一定要想到这一点：就算恐慌了也没关系！那就不是个事儿！我能行！第一种声音其实就好比达摩克利斯之剑①。

虽然我没有给害怕迈出家门的患者传授熟能生"安"的办法，但是它在治疗某些恐惧症方面确有疗效，比如恐猫症、恐雷电症、恐高症等。行为主义心理学家认为，反复面对引发恐惧心理的对象不仅会慢慢让人放松，而且通常会彻底治愈恐惧症。

同理，对付一些神经症症状也可以通过此法，渐渐地这些症状在人心里就不那么重要了。不把它们当回事，自然也就压力全无，这些症状最后必然会就此不再活跃，甚至完全消失。

我还说过，面对意味着接受这样一个真理：治愈一定来源于个体自身，而不是靠什么永久的外力支撑。这同时也表明，发现正确的恢复办法不是一件容易的事情。一位新闻工作者在杂志中讲述自己的故事的时候，说自己受广场恐惧症折磨很多年了，但现在只要每天服用一种特殊的药片 3 次，每次 1 片，她就能够想去哪儿就去哪儿。她写道："但是此刻，我只需完全脱离药物的支撑，就能痊愈了！"她要做的就是停止用药！也就是说，就算腿脚不便，她也得扔掉拐杖自己走路。

她是否能成功就看她第一次不服药就出门的结果怎么样。如果她很自信，并且一直保持下去，那么一切都会相安无事；但凡怀疑恐惧再次袭来，那就前功尽弃了。这同样也适用于用

---

① 出自古希腊传说，预示着危险临头。

药物治疗神经症——当用药物压制神经症的症状时，所有的症状都可能在停止用药以后反弹。用药只是拖延时间，要想痊愈最终还是要直面疾病的。用药也不是完全错误，但是应该谨慎选择。关于这一点，后面我会详细阐述。

　　要想彻底治愈由于恐惧产生的神经症（神经症大都是由于恐惧产生的），就要勇敢面对疾病，尤其是在其最严重的时候，这才是正确的治疗手段。

　　盲目地直面恐惧虽然勇气可嘉，但是往往是徒劳无功的，而且耗费精力。患者只有学习如何通过接受、飘然和等待来面对恐惧，才能够痊愈。

第 12 章

接　受

　　准备好面对之后，下一步要做的就是接受。因为接受是康复的关键，所以我们一定要弄清楚接受的含义。接受就是要身体尽可能地放松，然后勇敢地直面那些恐惧的症状或者可怕的经历，而不是躲避它们。接受意味着"放手""任其自流"，就像风中的杨柳一样随风飘荡——以柔克刚。

　　如果这样直面恐惧（或者是任何恐惧引起的症状）的话，产生紧张心理的激素（主要是肾上腺素）分泌就会减少。就算减少程度不大，那也是减少了。否则，肾上腺素分泌得越多，人就会越紧张，情况就会越糟糕。

　　虽然一开始要接受这些身体症状，尤其是接受恐惧会十分困难，但是要练习着想想并不是做不到的，这样的话就能减轻一些紧张心理（尽管刚开始的时候成效甚微）。因此，就算是恐惧要"胡作非为"了，结果也坏不到哪里去。如果不是以正确的心理接受恐惧，而只是以强硬的态度，咬牙切齿地对恐惧喊："要动手就赶紧动手吧！利索点！"你其实仅仅是在忍受疾病而已。

有位患者抱怨说他已经接受了，但是那些难缠的症状还在折磨自己。他说："我都已经接受了肠胃翻腾这个症状，但是我还是能感觉到它！我到底该怎么办？"我觉得要是他真正地从内心接受了，那么他怎么还会抱怨呢？

恐慌是最可怕的症状，因为对于一个神经敏感的人来说，恐慌的打击简直迅速而要命，简单地想想都会激发恐慌。人对恐慌的自然反应都是畏缩或者回避，但是畏缩和回避会使人更加紧张，并因而更加恐慌。从生理上讲，接受最终会给人带来舒缓的效果，我强调最终，是因为舒缓的效果不会立即产生。接受只是第一步，长期累积的神经紧张是不可能立马得到舒缓的，因为内心真正适应接受这一新的体验也是需要时间的。

虽然神经症的症状总是通过心情状态表露出来，但是人们实时的心情并不总是代表当时的神经状态。在刚刚开始接受恐惧的时候，身体可能还停留在紧张的状态，或者还处于之前几周、几个月甚至几年的恐惧心理之中。就算在接受恐惧很长一段时间之后，这种感觉可能还会持续存在（不过强度肯定是大大减弱了）。

神经症就是这么令人迷惑不解。神经症患者可能在慢慢开始接受，但是症状的消退并不是很明显的时候，感到灰心丧气，就算他仍然在努力地接受，也还是忧心忡忡。

我再次强调，要接受给身体带来平静是需要花费时间的，就如同恐惧心理也是花了一段时间才使人紧张和焦虑。这就是为什么等待——我所提出的4个重要概念中的最后一个——在康复过程中那么重要。

对疾病的深刻理解会使接受变得容易很多。如果患者坚信自己有心脏病，那么他也不难理解为什么自己会心律不齐。可是，如果患者明白心律不齐其实是神经紧张造成的一种暂时的症状，那他肯定更能理解为什么了。

对于准备接受疾病的患者来讲，医生能够清楚地告知自己的状态是再好不过的了。但是，很多时候医生做不到这一点。有位女患者说："我说不出来自己到底是什么感觉，我只是觉得很好笑。医生也只是看着我，并说不出什么所以然来。"

神经症患者有时候确实会觉得"很好笑"。对患者"很好笑"的症状给出一个清晰的解释也不是件容易的事情，因为疲劳和焦虑同时起作用，出现的症状非常难以说清，这种说不出来的感觉就和对病症的感觉一样糟糕。

如果你是一位神经症患者，医生检查过之后，确定你其实属于神经紧张，你应该坦然接受，并且要知道那些很好笑的症状其实没有什么大不了，在神经症中很普遍。盲目接受也会有点作用，若是加上正确知识的引导，效果会更好。

有的医生虽然知道这些可笑的症状是由神经问题引起的，但是由于他们不了解患者的生理情况，所以他们对病情作不出合理的解释。因此，如果医生作不出全面的解释（或者作不出什么有价值的解释），在引导患者接受症状的同时，也应该对一些确切的症状作出解释（比如身体虚弱、浑身发抖、头疼、心律不齐、难以吞食等）。后面我会详细解释这些症状。

"接受"这两个字说起来容易做起来难。我明白要做到接受有多么不易。就像难以靠近熊熊燃烧的烈火一样，要接受一个具有浑身颤抖、胃里翻江倒海、四肢疼痛难忍、心律不齐、视线模糊、头昏脑涨等多种症状的身体是十分困难的。我说的状况是不是很糟糕？可是事实就是如此，要是内心脆弱，经受不起一丝丝打击，那么情况会更糟糕。但是，我还是鼓励大家勇敢接受。

一天，一位女患者给我打电话说，那天早上可真是难熬，她在心里告诉自己："一会儿我给威克斯医生打电话说说，就会好很多了。"这个想法给她带来些许平静。但是仅仅靠这一点点平静是远远不够的，因为这意味着她进步不会很大。靠别人是不能带来长久的内心平静的，带来的只是暴风雨前的暂时安宁而已。

我告诉这位患者，要得到永久的平静终究要靠自己，靠在疾病袭来时自己的心态，而此时正是练习接受的时候，只有这样才能获得持久的安宁。

她想了想，说道："您的意思是我必须找到'飓风眼'？"她终于明白了。航海家都知道在飓风的中央有一片海域是平静的，他们把它叫作"飓风眼"，飓风绕着飓风眼旋转，但是丝毫影响不到飓风眼中的地方。船只有经过狂风巨浪，才能到达那里。

如果这位女士愿意尽一切努力，接受自己的症状（好比飓风），并且不给自己施加第二层压力，她就会靠自己的力量找到那个"飓风眼"。尽管强烈的症状会不断地折磨她，但是康复会在前方等着她，因为她已经走上正确的道路，不需要再依靠医生那些安慰的话语了。

建立在信心基础之上的内心平静并不是在症状消失的时候才出现，而是在其发威的时候出现。只有当患者意识到这一点的时候，症状才会慢慢减轻，随之而来的才是心神的宁静。当然，这是一个很漫长的过程。第二天，那位女患者反馈说，自己在感到"害怕"的时候，坐在自己的工作室（她是一名艺术家），一口气作了 2 小时的画。这是她几个月来第一次能够完全投入到工作当中，而且疾病（飓风）还在身边。这一次，她感觉到了症状并没有那么重要。

面对这样的风暴，接受要发生的一切确实需要巨大的勇气。

这位患者患病 20 年以来，一直在躲避病情。现在她换了一种方法，试图面对疾病、接受症状，就像那天在工作室那样。

当认识到恐惧只不过是一种暂时的放电作用时，许多患者恢复了健康。虽然很折磨人，但它只是一种神经的放电作用而已。但是还是有很多患者沉溺于这暂时的放电作用而毁掉了自己的生活。

我经常说，恐惧会刺激肾上腺分泌更多的激素，大量的激素会进一步加剧恐惧，从而陷入恶性循环。所以要放平心态，坦然面对并且接受病症，慢慢地病情就会平复，患者最终会恢复健康。

神经敏感、对自己的病情困惑的患者在神经发生敏化作用的时候，内心的恐惧会更加强烈。他们就像是被恐惧的巨浪淹没了一般，无法翻身。如果仔细分析一下，会发现在恐惧最猖狂的时候，自己已经被吓得失去理智，不停地发抖。

记住：每当对恐惧心理感到害怕的时候，患者最终都会通过直面恐惧来消除恐惧，逃避永远不是解决办法。

明白这个道理的患者，终有一天会惊奇地感觉到恐惧掠过自己的身体，但是自己丝毫不受影响。这时候他已经丢掉了恐惧，不知其为何物了。我们之前讲过的"挣脱泥潭"，用这个例子来解释再好不过了。

如果不再对恐惧心理感到害怕的话，恐惧心理就会慢慢减弱，时间会抹平一切，最终治愈疾病。我一再强调，痊愈的方法就在于甩掉恐惧，而只有通过正确的办法——接受，才能甩掉恐惧。明白了这一点，短时间内恢复健康也是可能的，我亲眼见过，当然这种情况很少见。

反复的恐慌发作十分耗费人的精力，所以我建议短时间内采用适量的药物治疗加上稍事休息，以帮助患者恢复体力和精力。

药物治疗是十分必要的，因为药物会帮助患者在接受的时候获得内心的支撑力量。

我经常谈起恐惧这种病症，因为它是一系列神经症症状中非常典型的一个，这些神经症症状包括心律不齐、胃里翻腾、手指颤抖等。在患者坦然接受这些症状，并且不因为这些症状的产生而更加恐惧的时候，它们肯定就会慢慢消失，因为它们也是恐惧的症状。

或许你会问："要是神经症患者因为一些棘手的问题或者事情——比如难以转好的家庭局面，而一直处于紧张状态，甚至神经一直处于受惊吓状态，那么接受怎么会解决这样的问题呢？这些问题还是解决不了啊！"

它确实解决不了。但是，由于某些问题而产生神经紧张，这样的患者往往会为自己的症状而感到烦恼，比如头痛欲裂、身心疲惫、心跳加速、手心冒汗等。当然，对这些症状的本质有一个清晰的了解自然会减轻一些压力，并且会对患者集中精力解决问题有所帮助。

如果你是因为受神经症折磨而读此书，那么你最好现在就练习接受。找一个最轻松的状态，尽量放松全身，然后深吸一口气，再慢慢地呼出来。让自己的腹部肌肉放松，直到找到一种接受的欲望。就要这样的效果，现在就开始练习吧。

你是否有那么短暂的一瞬间想要接受？如果是的话，那么恭喜你，你已经逐渐地开始恢复了。继续练习，你最终会成功的。

区分真正的接受与忍耐很有必要，忍耐（虽然忍耐也需要很大勇气）其实就是抗拒。它是在前进的同时又在后退。就像我之前讲过的，忍耐就是这样的一种态度："快点来吧！要折磨我的话，请尽快吧！赶紧结束吧！"而真正的接受意味着坦然地面对，有准备地慢慢前行，尽量少自己给自己制造紧张。这其实是一种变相屈服。

我在著作或者是磁带中经常提到接受，这或许会使你觉得我把它看得过于重要了。但是，要不是它对康复十分关键，我能老提它吗？

我经常说，宁静其实就存在于恐惧的另一面，现在我更要大声把它"喊"出来。只要勇敢地接受了恐惧，看到了它另一面的宁静，你心里就会出现这样的声音："恐惧其实并不可怕。"这种声音就像是你掌握的军队，当你深陷绝境时，它就会来援助你。得到援助之后，你就会再次觉得那小小的恐惧不算什么。

这样想的话，你就会重拾勇气和信心，继续练习着完完全全地接受，甚至比之前更加主动、更加积极。

接受意味着面对猛虎，丢掉手中的枪，让它尽管过来。这听起来很可怕，但是治愈疾病的方法恰恰就蕴含在这危险当中。事实就是这样出人意料。

坦然面对和勇敢接受紧密联系着，而坦然接受和随之飘然也是这样一种关系。其实，两者关系十分紧密，以致都难以区分它们了。

下面就让我们来研究飘然是怎么一回事。

第 13 章

飘 然

过去，在精神病治疗的传统观念中，人们从未关注过恐惧产生的恐惧，不认为它是很重要的一点。相反，人们总是追寻年幼时的原因，看是否是小时候患病的后遗症，这其实既不重要，对治疗也毫无作用。

有位女士给我写信说道："我看过的所有精神科医生或者心理医生，没有一个相信恐惧会产生恐惧，但是我确确实实是一个鲜活的例子啊。他们听不进去我说的话，就像石头一样顽固，和石头讲理是永远讲不通的。"

因此，很多患者失望而归，内心充满了疑惑，再加上不停地用药，对疾病都几乎麻木了，最终导致放弃治疗。于是这些患者深深陷入了疾病的深渊，对康复已经不抱希望了。

也有另一些患者选择自疗法。

可悲的是，自疗法往往会失败，因为患者的直觉往往会把自己引入歧途。他想要奋力与疾病抗争，其实，他不应该抗争，而应该采取飘然法。

很多人会问："您说的飘然法到底是指什么？"我可以用例子给出最好的答案。一位神经症患者因为恐惧而变得神经异常紧张，以致动弹不得，整个人僵在那里，不管是想上街、逛商店，还是只是在家里从一个房间到另一个房间，感觉一步都跨不出去。患者在紧张时根本意识不到这种"麻痹"，他的直觉会强迫他往前走，并迫使神经更加紧张。

强迫会加剧神经的紧张，因而会使身体更加僵硬。处在绝望中的患者会因为这种恐惧而更加恐惧，这个时候，他头脑中所有的想法都退后了（所有的想法好像都挤在了脑袋后边），好像脑子僵住了，什么也想不到，他的脑子已经"麻木"了。

广场恐惧症患者明白这种麻痹呆滞的感觉，因为他们每次出家门的时候这种感觉就会出现。于是这种恐惧心理把很多患者困在家里，使他们多年不敢踏出家门半步。

要是身体"麻痹"了的患者不去强迫自己，而是尽可能地让自己的身体放松（让全身感觉仿佛真的完全松弛下来一样），然后深吸一口气，缓缓呼出，同时想象自己全身向前漂着，丝毫没有一点抵抗，就像自己是在水面上自由漂流一样。这样的话，患者会全身心放松，并开始向前迈出步子了，尽管一开始可能颤颤巍巍、断断续续。

广场恐惧症浅析　广场恐惧症属于普通焦虑症的一种，患者可能会心跳加速、手心冒汗、身体虚弱、头晕目眩，而且眼前不断出现令自己恐惧的画面。如果出门去一个他可能会觉得是个陷阱，或是无法逃离，最终在大家面前出洋相的地方，这些症状会更明显。于是，他选择闭门独处、不与人交往，尤其是抵触去一些封闭场所（比如会堂、教堂等地）。

在我看来，这属于大多数广场恐惧症的基本症状，而且焦虑症就是照此顺序发展而来的。既然焦虑症的症状有缓有急，那么广场恐惧症也是有轻有重的。例如，患者可能有几天状态良好，出门完全没问题，甚至还去逛超市；但是突然有一天就会连出大门的勇气都没有了。这还是轻微的广场恐惧症症状，广场恐惧症严重时患者根本不出门，甚至有人陪伴都不愿出去。

广场恐惧症因焦虑的不同程度分为不同等级。

我再举一个飘然的例子：神经症患者早上醒来后，还是觉得无比疲乏，一想到要起床、穿衣、洗漱、吃饭——实际上一想到要干任何事情，他们就缩在床上不想起来了。

或许患者也曾想过振作起来，但是他们还是被疲劳打败了，重新瘫回床上，根本无法振作起来。一位女患者这样描述自己的感受："我觉得自己好像是珠穆朗玛峰下的一只小蚂蚁根本无法征服大山一样疲倦。"

其实，患者不应该考虑面前的任务有多么艰巨，应该这样想："好吧，我尽自己最大努力以平和的心态踏实地干每一件事情，顺其自然。我要承认所有的症状，任它们表露。我不会一路只是抗争，我要停下来，试着让自己的身体达到一种飘然状态，'飘'出这些症状的折磨。"

你可以辨别出抗争和飘然吗？飘然意味着不下任何难以达成的决心，不咬牙切齿地发誓要怎样，而是尽可能少地逼迫自己。

你或许会反驳："飘然就只是放松而已！"它确实是一种放松，但是它又不只是一般的放松，而是在放松的同时有所作为。患者要做的就是：坦然面对、身心放松，然后飘然而出疾病的牢笼。

飘然并不是说躺在床上，盯着天花板想："我什么都不需要做，我放弃一切努力，就只要永远躺在床上无所事事就好。"那虽然是彻底的放松，但那是没有作为的放松。虽然说暂时"什么都不做"会起到一点作用，但作用也只是暂时的而已。

患者练习让自己的身体飘然起来、远离疲劳，并不需要专门去寻找一种康复的法子，就像是自己脱离了自己的身体，成为一个旁观者，看着自己的身体从迷宫里面找出一条出路一样。人的身体受了皮肉之伤，即使在没有专门治疗的情况下，也会自我修复。神经症也是一样的，如果我们给神经一个机会，而不是扒开伤口探个究竟，神经也会自动修复的。所以，不要做别的事情，尽管飘然吧。

与神经症的斗争会造成种种问题频繁出现，也会使患者丧失信心，无力寻求康复的出路。抗争使人筋疲力尽，相反，飘然则会减轻人们的压力，使前进的路不那么艰难。

如果在学习飘然的过程中，还是做不到使身体放松的话，神经紧张的患者至少可以想象自己处于放松的状态，这也会有效果。

就如我之前所说，焦虑症患者可以分为两大类，其中第一类患者是由某些困难或者某些问题难以解决而患上焦虑症的，第二类患者需要做的仅仅是找到一个摆脱糟糕状态的办法。虽然我常常鼓励患者尽力让自己飘然起来，但是飘然对于这些患者来说还是很难做到的。因为一位内心困惑的患者凭着自己发誓努力找到治疗方法真的很不容易。这会造成长时间不必要的折磨，因为患者会这会儿采取飘然的态度，心里很是满足，不一会儿在没有飘然的时候，神经出现疲劳。在这两种极端状态之间切换得太快会导致患者遭受折磨。一直处于飘然状态下带来的感觉对恢复十分重要，因此出色的治疗师都会帮助患者找到这样一个状态。

很少能够见到神经症患者通过飘然躲过棘手的问题，再也不受其困扰。我确实说过"努力让那些不好的情绪飘走，把问题从脑海抛到九霄云外"，成功与否取决于那问题的棘手程度。

我所说的飘然是建议患者让那些糟糕的情绪都"飘走",并不是说对真正的问题不管不顾。

下面是一位患者坦然面对、勇敢接受以及任其飘然的亲身经历:"我觉得我要把今年取得的成果写信告诉您。从第一次被疾病袭击算起,我已经患广场恐惧症20多年了。这些年以来,只要一看到公交车或者一提到'公交车'这几个字,我就一阵不舒服,更别说坐公交车了,那根本不可能。

"就在去年,我买到了您的磁带,有一集是《去旅游》(磁带因为我播放次数太多有些磨损了)。听了您的磁带以后,我决定和家人一起来个短途乘船旅行。

"今年我预订了一次长途旅游(为期1个月),打算去加那利群岛(位于西班牙)。这又是您的磁带给我的勇气。旅途刚开始时的4天不怎么愉快,海浪太大,并伴有强风。但是,我下定决心要把这么长时间因疾病做不到的事情都做了。我独自一人坐车去了餐馆6次。在特内里费岛,我进行了攀岩。山脉高达4000英尺(约1219.2米),而且山脉两边都是悬崖峭壁。我甚至还穿越海岸线赶上了午饭。

"只有一天晚上情况非常糟糕。那天晚上我走进餐厅的时候,自我感觉特别糟,尽管吃的是我最爱的食物——烤火鸡,但是我还是难以下咽!我用了自己所能想到的最好的办法:吃了一点好入口的蔬菜和甜点,并反复告诉自己:'身体放松!

任其飘然！任其飘然！'到最后喝咖啡的时候，我的状态就有所好转了。"

　　所以，从现在就开始练习飘然吧，练习好了之后准备进入下一个环节——等待。

第 14 章

等　待

　　神经症的康复就像所有疾病的康复一样，需要时间。不难理解，神经症患者都想尽快恢复健康，但是不耐烦会造成神经紧张，而神经紧张是恢复健康的大敌。

　　理解了神经的敏化作用只是一种体内的化学反应，是需要时间来调节的，这就相当于在康复道路上消灭了一只拦路虎。敏感状态下的身体处于安静的环境中可能也会安静下来，只不过这种安静是一种假象，要是有新的压力出现，那么身体就会受到刺激再次紧张起来。所以，我们需要的是时间，更多的时间，因为时间本身就有治愈作用。就像是驴子和胡萝卜的关系，把胡萝卜挂在离驴子不远的前面，让它能看到但是吃不到，于是驴子为了吃到胡萝卜就会往前走。在这里，健康就是胡萝卜，困难就像那驴子，在康复的诱导下，困难会慢慢地被解决。

　　很多人问我要多长时间才能康复。康复在很大程度上取决于神经的敏感程度以及患者自身的恢复状况。比如，如果家庭环境十分不利于康复，就需要更长的时间。当然，我们不能麻醉记忆，所以要淡化以前对病症的记忆也是需要时间的。在体验了痛苦的经历之后，谁能压制住内心的恐惧？虽然患者知道自己不能这样，自己需要的是内心的慰藉，但是做到内心平静如水真的很难。

当人们想起紧张时的症状的时候，身体会作出相应的反应，理解这只是一种很自然的现象十分困难，就如同要理解挫折并不只是起到阻碍作用，更应该被认为是康复道路上必不可少的要素一样困难，因为挫折在一般人看来，明明就是一种阻碍。患者常常会认为是一些不吉利的因素在影响自己，患者有这种想法说明他对疾病还是不了解。患者在想起以前那些可怕的经历的时候，身体会受到刺激，受刺激以后很容易觉得自己无药可救了。这其实是一种很正常的现象。

当以前的那些记忆袭来的时候，患者会受到严重打击，觉得自己以前的努力都白费了，那些以前认为要摒弃的想法又回来了。在弄清楚自己的状况，保持清醒之前，他已经不知不觉被卷入了前进路上障碍的旋涡。但是，要是患者一开始就采取我所讲到的办法，坦然面对、勇敢接受，并且克服恐惧产生的双重恐惧（对症状产生的恐惧，尤其是恐慌引起的），那么，在遇到上面那种情况的时候，内心深处的恢复欲望就会觉醒：

"以前都可以克服，现在照样可以！你知道那些症状其实都不算什么！"患者在听到自己内心的声音之后，浑身轻松，因为他知道那些症状其实真的并不重要。这个时候，患者的感受就会和之前不一样，不再把那些症状看作拦路虎，而是以放松的心态看待它们，于是恐惧心理慢慢消退，慢慢恢复轻松与平静，患者就走上了恢复的道路。在反复经历并发现症状并不重要之后，康复就会近在眼前。

当经历了足够多的阻碍后，症状真的一点都不重要的感觉就会越来越强烈，而且这种感觉会来得更快，同时，记忆中的恐惧感会渐渐消失，最后变成过去式。

记忆可以生动地再现以前的症状，而这会给患者带来巨大的冲击，于是一些治疗师就认为神经症患者是不可能完全康复的。其实，这些治疗师之所以会这样认为，是因为他们不知道阻碍是最好的老师，在恢复道路上扮演着十分重要的角色，因为阻碍能让患者停下来，有时间去反复学习和练习。因为不知道这些道理，这些治疗师是不可能会鼓励患者乐观地看待阻碍的。

在某种程度上，神经症患者可能病得很重，以致他不再关心周围发生了什么。神经症患者在康复的过程中，会对事情表现出自己的忧虑，但是，这种关心和忧虑经常被误解成没有勇气面对未来或者承担不起生活的责任。患者经常会被人指责说"不想变得更好"。请不要误解，患者确确实实是想康复，但是他们还在恢复当中，并没有完全恢复，所以一想到未来，他们会产生一定的压力。如果不加以正确引导，他们会误以为自己真的没有能力面对未来——这又给神经症患者造成了一个困惑！

必须有足够的时间来帮助患者形成一层保护膜，在身体发生正常反应的时候起到保护与镇定作用，慢慢地，患者就会适应正常生活，把那些身体反应看作正常现象。

在身体状况见好的时候，人也就有精神了，进而变得乐观和自信起来。这些细微的变化进行得十分缓慢，甚至患者自己都察觉不到。但正是这个缓慢的过程才使康复成为可能，而只有足够长的时间才能保证缓慢过程的进行。

一位荷兰人曾对英国女作家维拉·布里顿说，战后的荷兰人民精神上都还遭受着折磨，只有时间和理解才能抚平这些伤痕。他说，这种精神上的创伤并不会在战争结束、和平到来的那一刻立即愈合。荷兰人民需要时间来找到生活中的平衡，重新掌握处理国家大事以及他们自己的生活的能力。他继续说道："请给我们更多的时间，我们需要时间来真正地解放自己。"神经症患者同样也需要时间来解放自己。康复不像电器的开关那样可以随时轻易地切换，世界上也几乎没有一夜之间就康复的情况。

当患者处于恢复初期的时候，他不仅容易受到一些不好记忆的影响，而且特别容易受到神经疲劳的影响。例如，患者很难分清一般的疲劳和神经症的后遗症。一旦出现疲劳，患者就立马把它错误地归为神经疲劳，于是就悲观地认为康复依旧是那么遥不可及。有位女患者，尽管情况已经有所好转了，还是很容易受到影响，比如她在玩桥牌的时候，犯了一个愚蠢的错误，她就会把犯错误归咎于神经症的后遗症，于是心生忧虑。但是在患病之前，她在玩桥牌的时候也犯过这些愚蠢的错误啊！由此可见，神经症并不是犯错的原因。很多神经症患者指望康复以后再也不犯以前的任何错误，这显然是不合理的。

就像之前提到的，许多患者都是由于自身的恐惧、紧张和畏缩导致康复姗姗来迟，这些都是几个月或者多年以来过于关注自我的疾病导致的。他们强迫自己忘记病症的苦楚，而这恰恰延迟了康复的进程。神经症的康复急不得，也逼迫不得。要想忘记就得接受，接受脑中的一切想法，不管是平常的还是胡思乱想的，目的就是让患者对平时出现的一切想法习以为常，意识到这些都是心理疲劳造成的自然结果。在这里我再强调一次，康复的关键在于不要认为疾病有多么重要，看轻一切，而不是迫使自己忘记。要做到这一点，必须有足够的时间。

当患者意识到自己出现的紧张只是神经的敏化作用，并且尝试着花时间慢慢接受时，紧张就会渐渐地消失，于是患者就会更理智地看待这一切了。有时候这就被称为重新找回自己的平衡点，但就像那位荷兰人告诉维拉·布里顿的那样，这是需要时间的。

第 15 章

经 常 性 症 状 的 治 疗

首先，看看你自己，注意你是怎样坐在椅子里的。我确信此刻的你一定正紧绷着肌肉，以图摆脱那些不好的感觉，而与此同时，忧心忡忡的你又想去"聆听"这些感觉。我想让你做的刚好相反，我希望你尽量坐得舒服些，尽量放松，把手脚垂在椅子上，好像它们灌了铅似的，然后半张开嘴缓缓地深吸一口气。现在，去审视那些让你不安的感觉，不要逃避。

我希望你能仔细地审视每一种感觉，分析它并大声地向自己描述。比如，你可以这样说："我的手在出汗，在颤抖，我感到疼痛……"这听上去有点傻气，你可能会笑，但你会感觉好了很多。

胃　痛

首先我们从胃部的紧张感，即所谓的胃痉挛开始。这种感觉就像是一种快速的抽动，让人极不舒服；或者像是一根灼热的火棍，一个劲儿地从里往外戳。这种时候，你不能紧张地退避，而要去适应。你应该放松下来，对其进行分析。在你继续往下读之前，请花几分钟时间练习一下。

现在你已经开始面对并审视这种感觉了，你觉得它很可怕吗？如果你腕部有关节炎，你可能不会感到过于担心，那么，你为什么要把胃痉挛看得如此特别呢？它和一般的疼痛没有什么区别，别把它当怪物一样，更不要被它引发的恐惧所支配。要明白，这种感觉不过是与肾上腺素分泌有关的神经过度敏感所导致的结果。如果你总是退避，肾上腺就会受到刺激产生过量分泌，从而使神经更加兴奋并导致胃痉挛更为频繁地发生。

但如果你审视并分析这种感觉，奇妙的事情就会发生：你会发现自己的注意力开始游离，不再一味地局限于自己身上了。在你紧张和退缩的时候，这种感觉似乎非常可怕，但在你把它看清楚之后，它甚至都引不起你长时间的关注。你会发现，它不过是一种奇怪的身体感觉，没有多大的医学价值，也不会造成真正的身体伤害。

所以，要乐于接受并暂时与之共处。把这种感觉当作在一段时间内——准确地说是在你恢复的过程中——存在的东西。如果你愿意心平气和地等待，那么它最终是会消失的。

不过也不能错误地认为一旦你不害怕了，这种感觉便会立即消失。你的神经系统仍很疲惫，需要时间恢复，就像腿断了需要时间愈合一样。在这个过程中，你不要试图去控制它，而应该去接受它并与之共处。如果你这么做了，那么你的注意力就会逐渐地转移到其他事情上，你也就忘记了它的存在。这就是恢复的方法。通过真正接受，你打破了"恐惧—肾上腺素分泌—更加恐惧"的恶性循环。或者说，你打破了"痉挛—肾上腺素分泌—进一步痉挛"的循环。

真正接受

通过以上的讨论，你就会明白真正接受是恢复正常的关键。在继续研究其他症状之前，我想我们应该先弄清楚真正接受的确切含义。

我发现有些患者会这样抱怨："我已经接受了胃部痉挛的感觉，可它还是不消失，现在我该怎么办？"想想看，既然他们仍在抱怨，那么又怎么能说是真正接受了呢？

还有一些患者的情况就像下面的这位老人对我说的一样："一吃过早饭我的胃就开始痉挛，我不能傻坐在那里无动于衷。如果这样，不出1个小时我就会筋疲力尽，所以我不得不站起来到处走走。但我实在累得走不动了，你说我该怎么办？"我对他说："你还没有真正接受胃部的痉挛，是吧？""哦，不，我接受了，"他恼火地答道，"我不再害怕了。"

可事实是明摆着的，他并没有接受。如果痉挛持续上 1 个小时，他担心自己会体力不支，所以在痉挛没来之前他已经坐在那里开始紧张了，痉挛开始后他又想逃避，同时还要为随之而来的疲惫担心不已。像这样紧张地等待下去，本身就是因紧张而出现的痉挛当然会出现了。

我力图使他明白，他必须为任由胃痉挛作好准备，他可以继续读他的报纸而不必在这个问题上纠缠不清。只有这样，他才算真正做到了接受。通过这种方法，也只有通过这种方法，他才能最终达到一种胃是否痉挛已经无所谓的境界。此后，由于不再受到紧张和焦虑的刺激，与肾上腺素分泌有关的神经就会逐渐地平静下来，痉挛也会自动地减弱，直到最后完全地平息。

我要求这位患者做的不过是改变一下情绪，变焦虑为接受。因为此种类型的神经衰弱，其症状总是反映出患者的情绪。不过，患者也要记住一点，即身体对新的情绪作出反应需要一段时间，在这段时间内，身体反映出的仍是前面几周、几个月，甚至几年的紧张与恐惧。这就是神经衰弱让人感到非常迷惑的原因之一。上述这位患者已开始接受，但其症状并未立即消失，于是他很快便失去了信心，并再次焦虑起来，尽管与此同时他仍在努力地让自己相信他正在接受。让身体接受并使这种情绪发挥作用是需要时间的，正如恐惧发展为持续的紧张和焦虑需要时间一样。这也是"等待"成为一个非常重要的治疗手段，以及我要反复强调这一点的原因。时间会治愈疾病，但前提是必须真正接受。

双手出汗、颤抖

现在，看看你的双手，它们出汗了吗？在颤抖吗？或者有那种"针扎般的"疼痛和麻刺感吗？没关系，任何紧张、害怕的人都会有这样的感觉，而你肯定是害怕的，所以你又怎么能指望自己的手不这样呢？出汗、颤抖、疼痛和麻刺感不过是与肾上腺素分泌有关的神经，由于焦虑和紧张而过度敏感的外在表现，仅此而已，就算情况再糟，它们也绝不会妨碍你使用双手。尽管你的手在出汗、在颤抖，但它们仍然是一双好手，仍然可以使用。

因此，不妨在目前的情况下暂时接受出汗、颤抖、疼痛和麻刺感等身体反应。这些症状是不会在一夜之间消失的。随着心理上的接受，尽管你的双手还会继续出汗、颤抖，但你会找到些许的宁静，这份宁静足以平息肾上腺素的分泌，使汗腺的活动放慢下来。这样，起初的"恐惧—肾上腺素分泌—出汗"的模式就会被"接受—肾上腺素分泌减缓—汗腺活动放慢"的模式取代，并最终达到"平衡—肾上腺素不过量分泌—汗腺无过度活动"的状态。情况就这么简单，尽管开始时接受可能不会像听上去那么容易。

甲状腺功能亢进

双手发热、颤抖也发生在甲状腺功能亢进患者的身上，尽管这种情况看上去与神经症非常相似，但它绝不"仅仅是神经"方面的问题。这种疾病必须进行专门的治疗。所以，如果你的手发热、颤抖，不要硬撑着，除非你的医生确定你患的不是甲状腺功能亢进。一旦医生确定你不是，你就得接受，不要浪费时间和精力去怀疑医生诊断错了。如果你不接受，那么你可以去看别的医生，但没必要再去找第三名医生。通常，诊断甲状腺功能亢进并不困难。

心跳过速或心脏"颤动"

现在，让我们来看看你快速跳动的心脏。这里说的"快速跳动"并不是指间歇性发作的短暂心悸，而是指持续性的快速跳动，这种怦怦响、重击似的"震动"每天都会陪伴你。你可能会认为心脏跳得太快了，这也是我选用"过速"这个词的原因，但如果我们找一块有秒针的表来测测脉搏的话，我怀疑每分钟的心跳甚至不到 100 下。当然，心跳也有可能达到每分钟 120 下，但我对此表示怀疑。事实上，你的心脏不见得会比健康人的心脏辛苦多少。二者的不同之处在于你对心跳太过敏感，所以你能感觉到每下心跳。如果像这样侧耳聆听并焦急地计算心跳的话，你会一直敏感下去的。

我希望你明白，这样的心跳不会对心脏造成丝毫伤害。如果愿意的话，你还可以去打打网球或者棒球。实际上，如果你有兴趣和精力参与这些活动的话，你的心脏更有可能会平静下来，而且此时的心跳可能要比坐在那里数脉搏时的心跳要慢得多。当然，这一切的前提是你已经进行了体格检查，并得知你的病仅仅是神经方面的问题而已。

几个星期以来，你一直在观察、等待、测量脉搏，但这全部是在浪费时间。你伤害不了自己的心脏。如果你预备暂时忍受心脏部位的奇怪感觉，那么你就可以做你想做的任何事情。你所感受到的疼痛只是由于胸壁肌肉过度紧张而产生的。心脏病并不会在上述地方引发疼痛，而真正的心脏疼痛也不会在心脏部位呈现出来。

所以，就心脏而言，你是健康的，就像其他人一样，只不过你对心跳更为敏感而已。你越是担心，越是过分关注心跳，你就会越敏感。要有勇气放松下来并对其进行分析，要知道这样的心跳和手出汗及胃痉挛一样，也是与肾上腺素分泌有关的神经过度敏感的结果。由于害怕，你心脏的神经会变得非常敏感，以致轻微的刺激都会引发它的剧烈反应：突然而来的噪声可能足以使你的心脏"咚咚"作响；而更令人困惑的是，心跳甚至会毫无缘由地突然加速。

你要作好准备，在神经进一步敏感之前暂时忍受这种毫无规律的心跳。在你变得更加达观并把接受这样的心跳当作康复计划的一部分之后，你的神经自然就不会那么敏感了。过去你曾错误地认为，只要心脏仍在快速跳动，你的病肯定就还没好。你可能需要用几个星期的时间去摆脱敏感的状态，但是，一旦你接受了这样的心跳，情况就会越来越好。现在还没有哪样神奇的东西能让你的心脏瞬间平静下来，不过服用镇静剂有时还是很管用的，所以你可以放心让医生给你开处方。

头 痛

头部周围或头顶的疼痛是由持续紧张导致的头部肌肉收缩引起的。如果你按压头皮或把热水袋敷在最痛的部位，你就会感到浑身轻松。这就证明了引起头痛的原因就在你身上，看得见摸得着。这种感觉并不是肿瘤的症状。

由于是肌肉的紧张收缩导致了疼痛，所以当你担忧的时候疼痛自然就会加重，而当你放松，不再紧张时，情况自然就会改善。止痛药有助于缓解疼痛，但作用不大。只有通过接受，你才能放松下来，紧张才能得以缓解，疼痛才能逐渐减弱。不过，头部的这种像被"铁箍"勒住似的疼痛是一种最为顽固的症状，所以如果它久治不愈，你也不要绝望。它最终会消失的，这一点我可以证明。只要你接受，就算是最硬最紧的"紧箍咒"也会慢慢松弛下来，最后消失得无影无踪。

再说"真正接受"

首先，你要确定自己到底是真正接受了呢，还是想当然地认为自己接受了。要分清这两者之间的界限。如果你对胃痉挛、手出汗、心跳过速、头痛等症状并不十分在意，那你就是真正接受了。就算一开始你不能平静地接受，那也没有关系，因为在这个阶段，要平静下来几乎是不可能的。我所要求的只是你继续正常地工作和生活，而不把过多的注意力放在这些症状上。

与肾上腺素分泌有关的神经的有限威力

在仔细审视了所有这些"可怕的感觉"后，我希望你先坐着别动，将注意力逐一地集中在每一种症状上并力图让它变得更糟。你会发现自己并不能做到这一点。很明显，与肾上腺素分泌有关的神经，其威力是有限的。通过集中注意力，你或许可以稍微加重它的效果，但也仅仅是"稍微"加重而已。尽管如此，你还是在无意识地一味逃避，由于担心病情加重而不愿直面这些症状。这就好比你在路上遇见了某个人，由于害怕，你只敢偷偷地瞥他一眼。

我可以再一次向你保证，面对症状甚至试图使之加剧都不会使你的情况变得更糟。事实上，当你有意识地想使症状加剧时，你会发现情况反而有所改善。至少在目前的情况下，以这样的方式将注意力集中在症状上，意味着你是以一种饶有兴趣而非恐惧的心态来看待它们的，这会让你的紧张情绪得到缓解，即使程度很轻也会产生一定的效果。记住，只有进一步的恐惧及其引发的紧张情绪才会使症状加剧，而放松、面对和接受绝不会产生这一后果。

曾经有一位学生，他的症状与我所描述的非常相似。由于心跳沉重、手心冒汗、胃部痉挛，他在学习上几乎没有任何进步。一天，就在他觉得病情再不缓解他就要发疯的时候，他的朋友——一位退役的士兵前来看望他。他向这位朋友述说了自己的痛苦并告诉朋友："我再也忍受不下去了。我用尽了所能想到的一切办法与之抗争，到现在已经想不出还能做什么了。这种地狱似的困境真的有办法摆脱吗？"

这位朋友告诉他，很多在前线的士兵都曾有过类似的神经问题，后来他们意识到这不过是自己吓唬自己；并建议他不要被自己的神经所愚弄，飘然地应对所有自怜和恐惧的自我暗示，与此同时继续自己的学业。听了朋友的解释，这位学生豁然开朗。不到2个星期，原本连路都不愿走，害怕这样会伤害到心脏的他开始爬山了。这是很多年前的事了。后来在过度疲劳的时候，他还不时有类似的感觉，但他知道如果他放松、接受并飘然地应对，这些感觉就都会过去。他已经学会与自己过敏的神经共处。

要飘然，不要抗争

飘然和接受一样重要，它也可以产生同样的神奇效果。我想说，让"飘然"而不是"抗争"成为你的座右铭吧，因为它确实值得你这么做。

首先，让我来举个例子以便更明了地说明飘然的含义。有一位患者，她非常怕见人，以致几个月来都没进过商店。如果家人让她去买个小东西，她会说："我进不了商店。我试过了，但就是做不到。我越努力地想进去，情况越糟糕。如果我强迫自己，我就会感到自己像瘫痪了似的迈不开步子。所以求求你还是别让我去商店了。"

我告诉她，如果她这样强迫自己，那她就别希望办成这件事情。她所做的正是我之前警告过她不要去做的抗争。我解释说，她必须想象自己是飘进商店的，而不是挣扎着进去的。为了更容易地找到感觉，她可以想象自己是乘着一片云从门里飘进去的。我还解释说，她可以用这种方式进一步帮助自己，她可以想象着让那些妨碍她恢复的想法一个个地从头脑中飘散出去，要知道它们仅仅是想法而已，没必要大惊小怪。

她照我说的做了，回来后她惊喜不已地对我说："不要让我停下来，我仍然在飘。要不要我做其他的事情？"

这很不可思议，不是吗？一个简单的词语怎么就能使禁锢了她几个月的想法得以转变呢？理由很简单：在你抗争的时候，你会变得紧张，而紧张会限制你的行动；但如果你想着自己在飘，你就会放松下来，而这会有助于你做出行动。在此之前，这位女士一直处于一种非常紧张的状态，以致我发现有一次她用哆哆嗦嗦的双手在提包里找钥匙的时候几乎都快哭出来了。但是，在学会了飘然的方法后，她的表现就不一样了。有一次，她在找同样的东西的时候对我说："很抱歉占用了你的时间，钥匙不会放在太远的地方。我的手刚刚飘过 2 张账单、1 支唇膏和 1 个钱包，再飘一会儿就能找到了。"现在，她的手基本上已经不抖了，她正学着用飘的方法应付紧张。

我曾见过有些患者由于持续的恐惧而变得非常紧张，以致他们深信自己既不能走路也不能抬起胳膊吃饭。曾经就有这样的一位患者，他在见我之前已经在床上躺了好几个星期。在和他进行了几次交谈之后，我发现他可以理解瘫痪的症结在于想法而不是肌肉。之后，他学会了飘然地将那些妨碍他恢复的想法抛于脑后，从而将肌肉从瘫痪的状态中解放出来。没过几天，他就可以自己把食物缓慢地送到嘴里了，他甚至还宣布自已可以走路了。

这件事在病房中引起了不小的轰动，有几位医生、实习生和护士也来到了他的床边观察。可就在患者还没站稳的时候，一位护士就匆忙地喊道："小心，你会摔倒的！"

这位患者在事后描述说，护士的暗示差点就让他跌倒在地。但就在这时，他听到了另外一个声音对他说："飘着走，你能做到的。要飘然地将恐惧置于身后。""于是，我'飘飘然地'在病房内走了一圈，这使得包括我在内的每一个人都大吃一惊。"

上述两位患者曾有的这些可怕想法对于一个疲惫的大脑来说可能是很顽固的，甚至是强迫性的，而想象着利用某种通道，让这些想法飘走（这是"飘然"的另一种用途），会对一些患者有所帮助。比如有位女士就曾想象让这些想法从脑后溜走；另一个人想象让它们沿着右耳上方的通道飘走，通道出口就是杂货店老板放铅笔的那个地方；还有一个人则把它们当作小球，让它们从脑子里蹦出来。这在健康、恢复力良好的人听起来可能很幼稚，因为他们能够引导和剔除自己的某种想法。但是对于疲惫、恐惧的患者来说，情况却并非如此。只要对病情有帮助，任何方法都不算幼稚，何况这种方法还真的很有效。

有意识的无所作为

有意识的无所作为是一个经常用到的词语，同时也是"飘然"的另一种表述方式。它意味着放弃抗争，放弃试图控制恐惧的努力以及通过不断的自我分析来"做些什么"的想法，因为这么做只会让你更加紧张；同时它还意味着不要强迫自己像迎接挑战似的去面对每一个障碍，因为这也不是神经衰弱的出路所在。有意识的无所作为意味着规避斗争，意味着迂回，意味着飘然，意味着等待。

每一位紧张地进行抗争的患者都会对"有意识的无所作为"和"顺其自然"怀有一种不自觉的抗拒感。他模糊地认为如果这么做的话，自己仅存的一丝意志力就会丧失殆尽，而他通过艰苦的抗争得来的那点成果也会化为乌有。正如一位年轻人所说的那样："我感觉到自己必须保持警惕，如果听之任之，我的某根神经肯定会突然失灵。所以保持对身体的控制，不让自己垮掉是绝对有必要的。"在不得不与陌生人谈话的时候，这位年轻人会用指甲掐自己的手掌以图控制颤抖的身体并掩饰其紧张的神经状态。他会焦急地看表，暗自揣摩这种伪装还能坚持多久而不至于穿帮。

放松的心态

对于这类紧张、自我控制、用指甲掐自己的患者，我尤其要说："练习有意识地无所作为和顺其自然吧。"如果你的身体在颤抖，那么让它颤抖好了！不要觉得你应该去阻止它，也不要试图装出一副正常人的模样，甚至不要使劲地去放松。你只需要在头脑里想着放松，别强迫身体那么紧张就可以了。放松你的心态，换句话说，就是不要因为紧张、无法放松下来而过于担心。其实，正是由于你作好了接受自己紧张状态的准备，你的头脑就会放松下来；而头脑的放松又会使你的身体得以渐渐放松下来。所以，你没必要费力地去争取放松，你应该等待。当患者说"我一整天都在努力地试图放松自己"的时候，他肯定不是在放松，而是在使劲。要让你的身体在不受你控制和指挥的情况下去寻找自己的平衡。相信我，如果你这么做了，你就不会被症状压垮，你也不会真正失去对自己的控制。相反，你会从绝望深处浮出水面。

在卸下了要自控、要抗争的包袱并认识到自己根本是在故弄玄虚之后，那种轻松会带给你一种久违了的平静；而在你紧张地要控制自己，进而分泌出越来越多的肾上腺素的时候，那些受到进一步刺激的器官就会产生各种你一直在试图逃避的症状。所以你要：

◆ 飘然地渡过紧张和恐惧。

◆ 飘然地将不好的暗示抛于身后。

◆ 飘然，而不是抗争。

◆ 接受并耐心等待。

第 16 章

间歇性症状的治疗

现在让我们来看神经症的间歇性症状，这包括：恐慌、心悸、心跳缓慢、心律不齐、颤抖、深呼吸困难、喉咙"梗塞"、眩晕、恶心或呕吐、体重减轻。另外，抑郁和失眠也是两种间歇性症状，但它们同时也是第二种类型，即由问题、悲伤、内疚或羞耻感引发的神经衰弱的重要组成部分，因此，为了避免重复，这两种症状将留待以后讨论。

恐　慌

正如前文提到过的那样，恐惧能造成持续的紧张，也能引发间歇性的恐慌。这种恐慌从我们胸骨以下的位置开始向四周扩散，并会像炽热的火焰一般遍布全身。它向上穿透胸腔，经过脊椎，一直烧得你面颊通红；向下则会沿着双臂和腹股沟一直窜到你的指（趾）头尖上。

如果你正在遭受这样的痛苦，你可能会发现，尽管在神经衰弱的开始阶段你对这样的症状还有一些控制力，但现在你似乎失去了这样的控制力，并且时常生活在对症状发作的恐惧之中。你的神经系统已经变得非常敏感，以致最轻微的刺激都能迅速地引起恐慌。在这种敏感的状态下，你感到既紧张又焦虑，而这种焦虑只会使恐慌的发作变得越来越频繁、越来越强烈。现在，你是否意识到自己已经陷入了一个恶性循环呢？

对于恐慌这种强烈的恐惧，前面提到的治疗持续性恐惧的方法也同样适用，即你要去面对、去分析，并试着去了解症状，要学会暂时与它们共处，让时间治愈疾病。

过去，每当你感到恐慌来袭的时候，你不是试图控制它，阻止它的到来，就是逃避并试图尽快把它忘掉。这么做使你处于一种经常性的恐惧当中，并使得你在以后每次发作时都不得不斗争一番。现在，我希望你像对待痉挛和手出汗的症状一样，在下次恐慌发作时，迎上去，审视它、体会它，并向自己描述这种感觉。

如果你按照上面所说的去做，你会发现恐惧在第一次来袭时最为凶猛，但如果你放松了，不后退，并将它看个明白，恐惧就会缓和下来并最终消失。一旦你学会了放松并自始至终保持对恐惧的清醒认识，而不是火上浇油地感到恐慌、紧张或试图控制恐惧，那么你对恐惧自身的恐惧就会渐渐消失。你可能会惊奇地意识到，那些曾在胃里翻腾或沿脊髓而上的烧灼感，以及手上的刺痛和太阳穴的抽动竟然会让你感到如此恐惧，而实际上，你害怕的不过是一种身体感觉而已。通过这种方式分析恐惧，把它看作一种符合特定模式，并会随着接受和放松而消失的身体感觉，你就揭开了遮掩恐惧的神秘面纱，进而发现自己神经衰弱的真相——这一切不过都是心理因素在作怪。

战胜恐惧的其他方法

除了分析和揭示真相外，还存在着其他一些战胜恐惧的方法，有些医生就曾见过患者创造出了适合自己的方法。一些患者会去探究恐惧的根源，并试图消除或控制这种根源。他们认为，只要根源消除了，恐惧也会随之消失。比如有位女士因为害怕在心悸发作时死去而感到恐慌，后来她成功地克服了对死亡的恐惧，进而也就不再害怕心悸了。不过，我并不建议你采用这种方法去治疗此类神经衰弱，因为这样做的结果经常是旧的困难被克服了，新的困难又会接踵而至。在这个阶段，我更倾向于建议患者去克服恐惧本身。

举例来说，有位 G 女士害怕上街购物。她在分析原因时发现了很多导致她害怕并妨碍她上街的障碍，其中包括：经过一个电话亭（她曾在这个电话亭前晕倒过）、穿过邻居冷冷的目光、在肉铺里等着买肉等，不胜枚举。如果就每个障碍形成的缘由进行探索，那将是一项费时费力的工作。从内心讲，患者也不愿意这么做，所以最好是能找到一种通用的应对方法。而研究恐惧本身、揭示其真相就是这样一种方法。只要对恐惧引发的身体反应不再感到害怕，G 女士就可以飘然地经过电话亭，穿过邻居冷冷的目光，甚至可以走进肉铺排队买肉。

这种方法对克服轻微的恐惧非常有效，但严重的恐惧则必须通过解决其根源的方法来加以克服，否则揭示恐惧真相的努力就只能是对问题的回避。我所说的严重恐惧是指那些足以引发神经衰弱并会妨碍患者恢复的恐惧。关于这类患者的情况我将留到下章讨论，本章只关注那些有轻微恐惧的患者，他们面临的主要问题仅仅是如何摆脱由恐惧引发的不良感觉。

选择使用镇静剂

在指导你通过分析、理解和接受的方法来应对恐惧的同时，我并不希望你觉得我低估了恐惧的严重性。我明白那种恐惧会有多么强烈，它不请自来，同时还很难控制，就算你每天服用镇静剂并下定了决心去接受，疲惫的身体也会使你无力接受。一位女士就曾这样对我说："医生，我好像坚持不下来。"

如果你属于这种情况，那么你需要连续睡上几天，彻底地休息一下。为了达到睡眠效果，你需要在医生的监督下使用镇静剂，这种做法我们称之为"持续使用镇静剂"。这在某些患者听来会很可怕，认为这样做无异于是让自己像被催眠一样一连几天处于昏睡状态，因此他们会下意识地回避这种方法。事实上，情况并非如此。首先，给你开镇静剂，保证你能在晚上睡个好觉的不是其他人，而是你的医生。其次，第二天清晨你会像往常一样醒来、沐浴、吃早饭，然后再服用镇静剂继续睡觉。午饭后，你可以不服用镇静剂入睡，但如果睡不着，你也可以再服用一次。有必要的话，这种疗法要持续几天甚至几周的时间。

记住，如果你需要镇静剂，哪怕是很小的剂量，你都必须去找医生并由他控制剂量。不要在商店或药房的柜台上买这些药，因为有些专卖药品具有危险的副作用，而药剂师可能并不知情。

不必害怕在医生的监督下服用镇静剂会染上药瘾，一旦情况好转，你也就不再需要镇静剂了。神经衰弱患者尤其愿意尽早地停用镇静剂，在这个问题上他们甚至有些操之过急。我就多次听到患者得意地说："医生，昨晚我只服用了1片镇静剂！"

在无法入睡的情况下服用镇静剂显得尤其有必要，这是因为睡眠是一种非常好的治疗手段，不过这种治疗手段也只有在内心平和的情况下才能发挥出它最大的效能。如果你已经接受了那些奇怪的感受并不再逃避，那么你就会找到某些平静，而睡眠也才能真正成为一种恩赐；但如果你总是担心、逃避，那么睡眠就不能很好地发挥作用。不过即使是在后一种情况下，睡眠也还是有助于恢复的，所以我们建议特别焦虑和疲惫的患者持续使用镇静剂，也正是基于这一点考虑的。

心　悸

心悸这种突发的、不同寻常的快速心跳，可能经常会发生在你即将入睡的时候，它甚至可以把你从梦中惊醒。这种时候，你不能惊慌，因为你越惊慌，身体分泌的肾上腺素就越多，心脏跳得也就越快。你可能会说："哦，我希望医生现在能测测我的脉搏，它跳得真的很快！"不过，我怀疑如果你测的话，你的心跳可能不会超过每分钟 120 下，但就算达到 120 下也没关系，一颗健康的心脏能够以每分钟 200 多下的速度持续跳动几个小时甚至几天时间，而不会有任何损害。

另外，你可能还会觉得心脏已经跳到嗓子眼儿了，并且相信它随时都会爆炸。但我向你保证，这种事情是不会发生的。这种涨得快要爆炸似的感觉不过是颈部主动脉异乎寻常的有力搏动而已，你的心脏根本就没在咽喉附近。如果你能看到自己的心脏肌肉是多么厚实，进而明白它是多么强有力的话，你就一点都不会害怕它会因为心悸而爆炸或受到损害了。

所以，你尽可以放下心来，努力地去放松（参照第 24 章的"如何放松"）：深吸气，再慢慢呼出，任你的心脏去跳，直到它自己慢下来为止。

记住，它是颗健康的心脏，只不过暂时受到了过度的刺激而已，但这种刺激并不会造成伤害，并且它很快就会停止。就算发作的时间很长，那也没有什么关系。在你了解了心悸后，它还有那么可怕吗？如果有必要，你可以找别人聊聊天或起来喝杯牛奶，以此来缓和一下紧张的情绪。四处走走并不会损害你的心脏，即便此时你还在心悸。如果你愿意躺在床上，那么随意躺就好了，但是要尽量放松，随心脏去跳而不要逃避。如果你这样做了，说不定某个夜晚就会发生令你惊讶的事情：你会在心悸发生的时候睡去。

随着接受让你的神经平静下来，心悸发作的次数会越来越少，直到它不再发作。许多年前当我还是学生的时候，由于紧张我也会偶发心悸，但随着接受和神经的平静，后来我再也没有心悸过。想想看，如果那时我害怕了，被心悸搞得心神不宁，那将是多么愚蠢的一件事情啊！现在，很多年过去了，我的心脏仍然很好。

心跳缓慢

除心跳过快外，你的心脏偶尔也会出现跳得过慢的情况，你会觉得心跳将止，几欲昏厥，身体像要瘫痪似的无法行动。这种情况我们称之为"血管迷走神经反应过度"，它是由副交感神经和迷走神经受到过度刺激而引发的。你可能还记得我们在前面说过副交感神经对肾上腺素分泌起制约作用，而这种情况的发生正是由于其制约作用发挥得过头了，致使心跳减慢到了让人不舒服的程度。

比起心悸来，血管迷走神经反应过度的情况相对要少见一些，但如果你不清楚它的缘由，你同样会被扰得烦躁不安。记住，这种情况也是由于神经受到过度刺激而引发的，你的心脏并没有疾病，这样的发作也不会对它造成伤害。当你的担心和持续的紧张慢慢缓和之后，心跳过缓偶尔也还会发生，不过，你不要惊慌，只要你理解并接受它，这样的发作也就没那么可怕了。血管迷走神经反应过度虽然不会造成实际的伤害，但毕竟会耗费精力，所以最好要尽快控制。我主张你去面对和接受，但并不意味着我赞成你咬牙忍受。其实，医生也可以用药来控制这种情况，所以如果你觉得有必要的话，不妨去咨询一下医生。

心律不齐

心脏由于疲劳或受到过多酒精、尼古丁和咖啡因（咖啡、茶）的刺激，有时会发生心律不齐的现象。患者把这种感觉描述为某一下心跳的"停顿",但事实上心跳并没有停顿,只是跳动的间隔不均匀罢了。心律不齐时,患者会觉得心脏好像翻过来似的,喉咙处还有痒痒的感觉。他会咳嗽,呆呆地站在那里,不知道接下来还会发生什么。心律不齐一点都不危险,心脏也不会因为这个而停止跳动。它只是很烦人,仅此而已。适量的运动就可以消除这种情况,所以你不必因为害怕而又躺到床上。多数人过了40岁就会时不时地出现这种情况,许多年轻人也会,这没什么大不了的。

颤　抖

有些人会时不时地变得虚弱,这既不像心悸,也不像心跳过缓,他们称之为"颤抖的发作",并描述说自己的腿会突然间变得软弱无力、颤抖不止,浑身冒汗,等等。虽然他们实际上不会晕倒,但他们会觉得自己就快要晕倒似的。这种发作休息一会儿就会渐渐过去,在医学上我们称之为低血糖发作。它是由血液中含糖量过低引起的,就像发动机缺油会"砰砰"作响一样。

低血糖发作尤其会发生在紧张的人身上,因为他们消耗能量的速度要快于其补充的速度。这种情况通常出现在饭前,但没有什么危害,安静地休息一会儿就能解决问题,因为肝脏会利用这段时间向血液中释放糖分以保持其平衡。此外，吃些甜的东西有助于迅速恢复，所以随身带些甜食也是一个不错的主意。最后要说的是，这样的发作并不局限于那些神经衰弱的人，许多精力充沛的健康人也会这样。

深呼吸困难

就像紧张导致头部肌肉痉挛和疼痛一样，紧张也会引起胸、肺肌肉的痉挛，患者会抱怨说他无力扩张胸部进行深呼吸，这令他沮丧不已、唉声叹气，最后连家人都会不耐烦地对他说："别再叫唤了！"

这种痉挛的影响是暂时的，它会随着放松而得以缓解。你的胸部本身并没有什么疾病，它也不会因为痉挛而受到伤害。虽然有的时候你可能呼吸得不太顺畅，但绝不至于到氧气不够的程度。

但是，如果你为了弥补胸部活动的不足而刻意吸入大量空气的话，你的情况反而会变得更糟，因为快速呼吸会过多地带走肺部的二氧化碳，致使人突然感到头晕、双手刺痛并可能发生强直性收缩（手指僵硬、腕部卷曲）。对于患者及其家属来说，这些症状是可怕的，不过实际情况恰恰相反，患者只需向一个纸袋内呼气并重新将其吸入就能解决问题——尽管这听起来似乎有点"虎头蛇尾"的感觉。

喉咙"梗塞"

有些神经紧张的人抱怨说他们经常有喉咙受压迫或卡了块东西的感觉，他们不停地咽口水，试图把那东西吞掉；还有人说他们的喉咙里面好像有肿块，并深信自己得了某种严重的疾病，甚至是癌症。事实上，这还是一种由于神经紧张造成肌肉痉挛而产生的感觉，我们称之为"癔症性肿块"，它也会随着身体的放松和心理上的接受而逐渐消失。尽管它看上去很严重，以致有这种感觉的人很难相信如此明白无误的压迫感仅仅是痉挛而已。要想说服患者相信"肿块"只是源自神经因素，并不是一件容易的事情，通常也只有在医生对他的喉咙进行了全面检查之后，他才会放下心来。

眩　晕

眩晕可以说是一种最令人不安的现象了，对于我们来说，稳定在很大程度上取决于我们习惯的状态。如果突然间感到家具在房间内飞速旋转，那我们一定会觉得非常害怕。

眩晕主要有两种类型：一种是我们认为本应静止的物体好像动了起来；另一种则是我们本身感到站立不稳，头重脚轻。

通常，我们的平衡是靠眼睛、耳朵以及眼睛和颈部肌肉之间的复杂配合来维持的，即使是正常状态的轻微偏离都会导致摇晃和眩晕，所以说眩晕是神经系统疲劳的先期症状，不过它并不是很严重的问题，因为它的发作时间很短，而且会使患者平静下来，在患者恢复体力后迅速消失。

眩晕也可以是由某种轻微的生理缺陷，比如粘上耳垢的鼓膜或被堵塞的耳咽管（一条连接耳朵与咽喉的管道）引起的，所以最好是请医生确认一下你的眩晕是否是由神经因素引起的。通常来说，神经性的眩晕都是那种头重脚轻的类型。

恶心或呕吐

你可能一看到食物就恶心，或许你还经常呕吐。对于这种情况，饭前吃些龙胆健胃剂可能会有所帮助，但最好的方法还是下定决心：不管发生什么，都要把食物吃下去，并把它留在胃里。如果你吐了的话，不妨等一会儿再吃一次试试，因为这也是需要你去接受的事情。

不要错误地认为由于你恶心、正承受着压力，进食就不会有什么好处，你就应该少吃东西了。虽然在这种情况下，你消化的时间可能会长一些，但只要你进食，你就会获得营养。要知道，营养不良和贫血可能会引起神经系统的某些症状，所以你必须吃足够的食物。

如果几个星期以来你一直都吃得很少的话，你的胃可能会容不下正常量的食物。如果是这样的话，你可以少食多餐，喝蛋酒和足量的牛奶。另外每天再服用一些维生素，但是一定要按医生给出的剂量服用，过多和过少的维生素对身体都是不利的。

再重复一遍，尽管你觉得恶心，但你还是要下定决心把食物吃下去。做到这一点可能需要时间，但你一定能行。

体重减轻

如果你正在练习接受和等待，正在努力地吃掉桌上的饭菜，尤其是最后那一点你自己都不想吃的东西，那么你应该明白：体重多少并不重要。对于体重的减轻，神经衰弱患者往往给予太多不必要的关注。他们看着自己突出的骨头，越看越惊慌，同时还会不停地胡思乱想：这种神经衰弱的过程还要持续多久？什么时候自己会彻底崩溃？他们一遍遍地站在浴室的秤上，眼睛死盯着刻度，试图通过摇晃多称出几斤的体重。对于这样的患者，我的建议是：用布把秤盖住，抵御秤的一切诱惑，直到有一天你变得很胖，需要节食时，再拿出来使用。

这里有个有趣的问题需要提一下，即紧张情绪会对一个人的胃口产生直接但短暂的影响。我就曾遇到过这样的一个人：他忧虑的时候见到食物就吐，可 1 个小时过后当他听到好消息时，那些食物立马就会被他一扫而光。

因恐惧而消瘦的身体本身并没有疾病，只要你愿意吃饭，失去的重量就能够恢复。所以，别在意你那消瘦的面容和那"干巴巴的可怜身材"，只管去吃并忘掉那些秤好了。就算有些朋友大呼小叫地对你说："天哪，你看起来比以前更瘦了。"你也要抵制诱惑，不去用秤。

没有永久性的损害

相信我，当你的邻居用同情的目光看着你，并对你说"你看上去很糟糕"时，请记住：不管你今天看起来病得多厉害，几个星期后同一个邻居还有可能对你说："你看上去确实不大一样了！"你完全可以从神经衰弱中恢复过来，你的心脏也不会留下任何的后遗症，尽管你现在觉得那个地方会有点痛。

所以，你为什么不这么想："今天看上去可能有点糟糕，但神经衰弱并非不治之症，一旦我有所好转，我的体重就会增加。同时，我还要多吃东西，就算是硬塞也要把饭吃完。至于邻居们的评价，我想我会'飘然'处之的。"

不会再有新的症状出现

肾上腺素的活动总是局限于某几个器官，因此它的活动模式也是比较固定的。了解了这一点或许能让你感到些许安慰。"在你前方不存在更多的症状"，这个想法对大多数人来说都是个安慰，因为导致他们神经衰弱的很大一部分原因就是对这不确定的未来的担心。记住，除了我们已经描述过的症状外，不会再有任何严重的新症状出现了。

如果你只有上述的几种症状，不要轻易地断定自己一定会出现其他的所有症状。因为出现所有的症状是件很不寻常的事情。每个人身上相对敏感的部位是各不相同的，只有那些敏感的部位，才比较容易对肾上腺素的刺激作出反应。如果你不曾有过恶心或呕吐的现象，那就说明你的胃经受得住紧张造成的压力——不管是在过去还是在将来。我们知道，在不安的时候有些人会呕吐，有些人想上厕所，还有些人会肚子疼，但很少有人会同时出现这 3 种情况。

也许到现在，你所有的症状已经完全表现出来了，所以你也可以放心地认为自己已经经历过最糟糕的事情了。

第 17 章

重 新 找 回 自 己

在面对和接受了神经衰弱的各种恼人的症状后，你可能又会问：“还要多久我才能成为原来的我？”关于这一点，我不妨这样回答：尽管你在治疗方面采取了全新的方法，但你的症状肯定还会在一段时间内持续存在——或许最初的反复还会和你读这本书之前的发作一样剧烈。这一点并不难理解，因为尽管你采用了新的方法，但与肾上腺素分泌有关的神经仍很疲劳，也很敏感，它们还需要几个星期的时间慢慢恢复。

我发现在神经衰弱患者中常常出现这样的情况：在找医生进行过第一次咨询之后，他们会变得欢欣鼓舞，认为自己终于找到了快速解决问题的“魔杖”并确信自己已被治愈。然而过不了几天，他们就又会满怀失望和沮丧地出现在我的面前——尽管在此之前我已经警告过他们可能会发生这样的情况。于是乎，我不得不再一次地作出解释，告诉他们神经需要更多的时间对新的治疗方法作出反应，就像赛跑者一样，即使已经到达终点，赢得了比赛，他也还要继续跑上几步才能停下来。当这些患者最终明白了这个道理并接受现实后，他们便会振作起来，理解和等待也才能最终创造奇迹。

平静地接受就是你要为之奋斗的目标——尽管它不会让你在一夜之间痊愈。不过，就算是你理解了问题的实质并努力要平静地接受，你还是会发现开始时这并不容易做到。不过不要失望，只要你在开始的时候能想着接受，平静接受会在以后的日子里慢慢地做到的。

另外，虽然你希望自己不要害怕，但你仍有可能会感到害怕。就算这样，你也不必灰心。只要你能理解我所告诉你的那些道理，那么你就已经迈出了走向康复的第一步。在这个阶段，只要有不害怕的愿望就可以了。如果你下定决心，在害怕的同时仍然去接受那些奇怪的感觉，那么你的恐惧就会渐渐退去，因为这种决心会缓解你的一部分紧张，从而也就减轻了症状的强度。这会给你一些希望，并使你对康复产生信心。这样下去，终有一天你会彻底忘掉恐惧的。

不过不要以为我这是在要求你不使用镇静剂。事实上，每天服用两三次镇静剂可以缓解你的神经所受的刺激，而通常情况下医生也会建议患者这么做。不过你一定要在医生的帮助下找到合适的镇静剂以及恰当的服用剂量，因为过量的镇静剂会让你感到抑郁和嗜睡。另外，如果医生开出的剂量太大的话，你也没必要坚持按这一剂量服用，而是应该相信自己的判断。为某个特定的人确定准确的剂量的确是一件困难的事，这需要多次尝试。所以，如果你希望减少剂量，那么千万不要犹豫。但是，你不能在未经医生允许的情况下随意增加剂量。

保持有事可做

在等待痊愈的同时，你应该让自己有事可做，这一点很重要。不过我也要警告你，不要为了追求忘我的状态而拼命地找事做。这是在逃避，但恐惧并不会被你甩得很远。我希望你面对自己的症状，接受它们在恢复过程中不时复发的可能，并在这样的前提下保持有事可做的状态。这和逃避截然不同，好比是你停止了疯狂的忙碌，放松下来并开始平静地做事。你对自己说："好吧，就让那些可怕的感觉来吧。逃避是没有用的，但如果我接受，它们就会慢慢消失。与此同时，我还要让我的脑子里装满工作，这样它就不会再有那些无谓的担心了。"

每次恐惧过后的短暂放松都是让你的神经平静下来的好机会。坚持下去，敏感的神经和剧烈的反应就将渐渐得以平息，直到最后成为你的一种回忆。

迅速地康复

我曾经给疗养院的一位朋友写过一封信，告诉她如何治疗自己的神经衰弱。几个月后，一位陌生的女士打来了感谢的电话，说那封信也让她得以痊愈。她说她没读完那封信就知道自己已经痊愈了，而且没过几天就出院了。她告诉我，从那以后4个月已经过去了，她的状况依然很好，她相信自己再也不会复发了。

如此迅速的康复是有可能的。当我说你在一段时间内仍有可能感到恐惧，你的症状仍会继续存在，你必须准备好等待更长的时间时，请不要误以为我是在说所有的恢复过程都是漫长和令人疲倦的。这个过程可能会出奇地快，就像刚才提到的例子那样。我只是想提醒你，康复的过程可能没有你想象的那么快，以免你感到不必要的失望。"等待更长的时间"不过是说你要再耐心一点，只是由于"耐心"这个词在一个神经高度紧张的患者看来可能是难以承受的，所以我才有意不直接使用这个词罢了。两者的差别虽然微妙但却非常重要。患者在愿意等待更长时间的同时也可能会认为自己无法接受要他耐心点的建议，因为光是听到"耐心"两个字就足以让他感到烦躁不安了。

短暂的疾病有多短？ 如果一位患者的神经症没有得到满意的

治疗，我将其简称为"一年的疾病"。几个月的病程是很短的。如果患者得到了足够的治疗，在我看来，3个月是恢复的平均时间。我有患者在一次面聊后就康复了。虽然这种情况很少见，但还是发生了。

进步地康复

身体的疲惫会延缓康复的进程，但即使是这样，在保持良好饮食与平和心态的情况下，通常两三个月的时间也足以缓解一位严重的神经衰弱患者的病情，当然前提是他的病情没有太多的反复。每个患者的康复都有自己的节奏，这取决于恢复自信与平和心态的速度。有信心，就有力量。

一旦你明白了错误的想法会致人瘫痪，以致让他们卧床不起时，你就能理解为什么犹豫和缺乏自信会使人虚弱了。自信的恢复和体力的增加是一对孪生兄弟，它们是密不可分的。

L女士3年来一直坚持每周去1次健身房。那儿的教练对功能性神经失调的治疗很感兴趣，他们坚持认为康复过程应该缓慢进行，以免客户们过度消耗自己的体力。3年下来，L女士对自己体力的信心几乎丧失殆尽，只好花更长的时间等待自信的完全恢复。

在我指出她真正的问题是缺乏自信而不是肌肉无力，并告诉她必须摆脱思想束缚，通过运动强化肌肉之后，她惊奇地发现几天之内自己已经能做很多事情了。她说："我太吃惊了，我曾觉得我做不到这些。这种错误的想法似乎并不可能让我这么虚弱，然而实际情况真是这样！"最近，我收到了她的一张卡片，她告诉我："我仍然在使用你给予我的'金钥匙'，没有人会觉得我有问题！"

所以：

◆ 不要去翻看日历以记录你用于恢复的时间。

◆ 进行必要的等待，别管时间长短。

◆ 让身体按照自己的节奏恢复。

◆ 只关注恐惧的消失和肌肉的使用。

头脑一片空白，即使感觉好多了 即使心情好了，大脑也会突然变得一片空白。像这样的人抱怨说，他们不记得应该怎么做，尽管他们做对了。他们说自己好像在做梦，即使是和人在一起的时候。

这只是内省的影子——自己生活的结果。这不重要，永远不要被它影响。等一等，它总会过去的。当然，如果你不叠加次级恐惧，它会更快地过去。

不再被吓倒

或许，当你觉得自己已经痊愈时，过去的恐惧和那些奇怪的感觉又会卷土重来，其剧烈程度一点也不比刚发病时弱。不要灰心，这并不奇怪，因为你的记忆仍很深刻，"伤疤"也还没有愈合。另外，这些奇怪的感觉也可能是你自找的，因为摆脱它们的感觉实在是太好了，以致你不敢相信眼前的一切，你想试试看这到底是不是真的。不要因为害怕而停滞不前，你不会受到任何伤害。不管有多少次反复，过去起作用的因素将来一定还会继续发挥作用。所以，你应该平静地接受每次挫折，并等待更长的时间。

一旦揭穿了神经的小把戏，你就再也不会被它们吓到了。你内在的自信和力量总是会帮助你飘然地渡过恐惧的。同时，由于这种自信源自你切身的经历，因此它绝不会轻易地丧失。你或许会有反复，但你绝不会被再次吓到。

另外，在你摆脱了恐惧并重新赢得自信之后，你就会丧失对自身感觉的兴趣。你开始进入一种忘我的状态，而且这种状态的持续时间会越来越长。外部事物吸引了你的注意，你又回到了大家的世界，成了原来的自己。

康复的模式

现在，你已开始使用面对、接受、飘然和等待的康复方法了，但不知你是否也开始用心去体会这一模式呢？我希望是这样，因为我想让你熟悉这个模式，并使它成为你思想的一部分。

我希望你能完完全全地理解这个模式，以便在自我怀疑或遇到困难时能立即想到它。如果你能正确地应用这一模式，那它也一定不会让你失望的。

第18章

更 复 杂 的 神 经 症

对于前几章所述的几种神经衰弱患者来说，除了需要摆脱由神经过敏引起的身体不适外，再没有其他什么令他们不安的大问题了。然而，还有很多人的神经衰弱则明显是由一些无法解决的问题、极度的悲伤、折磨人的内疚或羞耻感引发的。身体的不适只是他们所患疾病的一部分，通常他们会由于过分关注引发衰弱的原因而极少注意到身体的不适，直到这些不适的感觉变得很严重而难以消除。这种类型的神经衰弱要比焦虑症复杂得多——尽管两者有许多共同之处，有时甚至无法将它们区分开来。

问　题

一个明显无法解决的问题及它可能引发的冲突，是引发复杂神经衰弱的最常见原因。一个严重得足以引发神经衰弱的问题会使患者想要逃避。

有时，正是患者自身敏感的情感和他对荣誉的重视以及他的责任感使他不能妥协。如果换作一个没有太多顾虑的人的话，这种妥协其实并不难做到。尽管大多数人在遇到头疼的问题时都会首先想到逃避，但他们最终会去面对问题并解决问题，或者是在必要的情况下妥协。然而，可能患有神经衰弱的人并不是这样，他们的注意力会越来越多地集中于问题令人烦心的方面，从而使自己变得一筹莫展。

不管是什么样的问题，只要它严重得足以引发神经衰弱，那么它就会让患者感到不安，以致患者会时不时地在想到这个问题的时候感到恐慌。这样下去，要不了多久他就会感到由持续的恐惧和紧张所引发的身体不适，他的双手开始出汗，胸口憋闷，感到恶心，心脏怦怦地跳个不停。起初，他主要是在想到那个问题或与之相关的事情时才会有这样的感觉，但即使这样，他的情况也已变得越来越难以忍受了，因为那些令人不安的感觉已经伴随着问题出现了。

他的生活开始有了"悲剧"色彩。有时他可能会暂时忘记自己的问题，感到很愉悦，但过不了多久他又会突然想起那个问题，愉悦的心情便会像铅块入水似的一落千丈。他感觉自己就像是个溺水者，每次浮出水面还没等吸口气就又沉入了水中。

这种情况可能会持续上几周或者几个月的时间，在此期间患者仍会尝试着去继续工作，但逐渐地他会失去所有的生活乐趣。最终，他的工作也会受到影响，他会日渐憔悴，同事们也会注意到他的异常变化。

这个过程或许是缓慢的，但患者的情况也有可能迅速恶化，他会终日死盯着自己的问题不放，与此同时，恐慌也一次接着一次地发作。不过不论这种恶化的过程是快是慢，其发展的模式都是一样的。令人不安的是，每次发作都会越来越剧烈，而即便是最轻微的刺激也会引发患者的恐慌。

患者开始感到迷惑，他不明白发生的这一切到底是怎么回事，而且由于极易发作，他会变得更加迷惑。任何事，哪怕只是和他的问题有一丁点联系的事，都有可能让他感到恐慌，他甚至都不敢去看一眼报纸。

紧张引发的过度反应

患者不仅容易受到恐惧的侵袭，他对压力的反应也会变得越来越夸张，从而使自己更加迷惑。等待所造成的压力对他来说是无法忍受的，他感到自己的大脑神经就像是要绷断了似的；而焦虑所造成的压力则会成为一种真正的"头痛"，而不是心理上的所谓"头痛"。这是一种烧灼般的、受压似的疼痛，似乎没有什么东西能使其得以缓解。如果患者必须去做他不喜欢的事情，那么他可能会产生一种强烈的反抗情绪，这种情绪让他痛苦不堪，以致他会动弹不得。另外，他也很难承受其他人的痛苦。一个在我们看来仅仅有些伤感的场景，在他看来就像是一出悲剧，而普通的事情也会充满了令他身心疲惫的强烈因素。多数人在疲劳的时候都比较容易感到不安，如果我们把这种感觉放大许多倍，那么我们就能稍微体会到一些处于这种状态下的神经衰弱患者所感受到的痛苦，进而了解到他是多么迷惑了。

此外，患者还会对自己的"微不足道"变得过于敏感，而那些隐藏于潜意识里的内疚也会在此时冒出头来。其实，我们每个人都有这样那样的内疚，但我们能够给予某些合理的解释，从而使自己保持平静。然而，神经衰弱患者极少能做到这一点，他们的内疚感很难得到抑制。就算某种内疚得以平息，另外一种也会接踵而至。

像这样的内疚患者可以列出一大串。医生们常常在绞尽脑汁帮他们减轻痛苦后，发现他们又会面临新的内疚。对于道德心过于敏感的人来说，内疚简直就是地狱的烈火。尽管情况并非如他所想象的那般严重，但他已失去了正确看待问题的能力，因为只要一想起那件事，他就会产生过于强烈的情绪反应。生活对于他来说只剩下了内疚。

疲 惫

随着时间的流逝,患者开始感到疲惫。没有什么比无休止的精神压力更能让人感到劳累的了。开始时,他或许能够承受大量甚至是连续几个月的思考,但渐渐地他就会感到脑力及情绪上的疲劳。在醒着的每一分钟里他可能都在思考,到了晚上他还可能会做噩梦。

一般情况下,我们并不做连续不断的思考。也许我们以为自己会这样做,但事实情况并非如此。在大部分的时间里,我们的大脑就像是一部接收机,它记录下我们看到的和听到的东西,但并不作思考。也就是在这些时候,大脑才会得到休息。

放唱片

对于那些劳神的问题,患者会想得越来越多,直到醒着的每分每秒都在这样的思考中度过,而只有在睡着时他的大脑才能得以休息,更准确地说,只有在平静的睡眠中才能得到休息,然而这种情况少之又少。

像这样持续地思考某几个问题就好比不停地放一张老唱片。起初,患者还能够忍受,但渐渐地,这种声音就会成为他工作、阅读及与他人交往的障碍,并进而控制他的大脑,成为

130

他关注的唯一问题。刚开始时，患者还可以暂时地摆脱某些问题的纠缠，但随着情况的加重，即便是再艰苦的努力也变得无济于事了。他越是抗争，那些问题就越难以摆脱。换句话说，他的大脑因为疲惫已失去了灵活性，而那些问题则自动地开始在脑中飞转起来。

思维的印记

本来，不停地思考就已经很让人疲惫、恐惧和迷惑了，而现在又出现了一种新的且更加令人担忧的问题：以前，患者至少还可以从不同的角度去看待自己的问题，可现在他突然发现自己只能从最悲观的角度去看待问题了。他思考问题的方式变得很僵硬，不再像从前那样灵活了。

就像是一种思考方式已经在他脑中留下了深深的印记，任何关于自己的问题的想法都会自动地沿着这条印记延伸下去，而从其他的角度看待问题则成为一件力所不能及的事情。只要他试着以不同的方式想问题，过去那些令人痛苦的景象就会立即在他眼前鲜活地闪现出来，同时还伴随着强烈的、令人不安的感受，以致任何其他的想法都会被驱赶得烟消云散。这种情绪反应来得如此之快，简直就像是一种本能的反射。

此时，患者开始真正地感到恐慌，他确信自己就要疯了。

思想失控一定是件可怕的事情。一位患者就曾把自己的大脑说成是一块随波逐流的浮木，任凭溪流的摆布却无能为力。

在前面的章节里，我曾经提到过一种像是被勒紧的铁箍束缚似的头痛，患者想得越多，疼痛就越发剧烈。这种疼痛不仅会妨碍正常的思考，还会使思想变得混乱和迟钝。

下面就让我通过一位中年男士的病例来说明一下这种类型的神经衰弱吧。这位男士在来我这里寻求帮助之前，曾经做过一次全面检查，医生说他血压高并"有可能死于中风"——患者是这样描述当时的谈话的。这位男士听后颇为震惊，但却不愿表现出过分的担忧，他草草地问了几个问题后就满腹忧虑地回家了。在此之前，这位男士正准备接手一项重要的、需要他为之付出几年心血的工作，可突然间，这项工作似乎变得毫无意义了。他陷入了一种可悲的两难境地：如果注定要在完成工作的过程中死于中风，那么做这样的工作对他来说又有什么意义呢？可糟糕的是，他已经被任命了。为此，他变得非常紧张和忧虑。渐渐地，每当他想到自己会死于中风时，前面提到的那种令人不安的感觉就会出现在他身上。

他第一次来我这里时，状况很糟糕，所以我找到了他从前的医生，请他回忆一下当时谈话的内容。那位医生对自己的话所产生的后果大为吃惊，他说他确实提到了中风的问题，但他的意思只是说，这位男士在到了行将就木的年龄时可能会中风。

患者如此轻易地就误解了他的话，并由此产生了毫无必要的不安，让他觉得难以置信。他一再说："他真是个敏感的家伙！"是的，在涉及其他人的健康和烦恼时，我们确实都很理智，但如果我们自己得知坏消息时，情况就不一样了。我们会感到震惊，并会曲解消息的内容。

我把这些都解释给那位患者听，本以为他会很快恢复，然而实际情况与我的想象大相径庭。他再次回到诊所并对我说："医生，或许你认为我是个胆小鬼、笨蛋。你说的我全都懂，但我就是不能让它们进到这里去。"说着，他敲了敲自己的脑门，"我的思绪就像凝固在中风这个问题上似的。我感觉只要有任何一件事情能够挤进我的脑子里，我就能得到解脱并以我希望的方式去思考。但实际上，我根本没有成功的可能。每次只要一想到中风，我就会不由自主地感到害怕并想个不停；而哪怕是读到和血压有一点点关系的文章，都会让我产生这样的连锁反应。"他太劳累了，以致无法摆脱因为情绪和脑力上的疲劳而产生的类似于条件反射的过激反应。

丧失信心

神经衰弱发展到这个阶段，患者会丧失所有的信心，甚至是小孩子都可以把他指挥得团团转。由于过去的几个月他一直都处于一种"无休止的左右为难"的状态，所以现在就算是决定一些小事都需要他为之付出极大的努力，并且这种努力还坚持不了多长时间。对他来说，决定是否带雨伞出门都会成为一件超出其能力的大事，他会一会儿拿着伞出门，一会儿又折回家把伞放下，如此反复地忙个不停，直到雨过天晴才可能算完。

但即使是这样，患者还是一直试图证明他仍是自己的主人，而不是连他自己都开始怀疑的那种胆小鬼。他不断地为自己设置新的测试，考验着自己的耐力，并越来越觉得有必要证明自己能做"这样"或"那样"的事情。他会说："这我能做，我是不会被它打败的！"不过，虽说他可以做到，但会耗费巨大的精力。因此，这种努力注定不能持久，而且还常常会遭到朋友们的批评，而这种批评对处于极其敏感状态的他来说又会显得过于严厉。

视觉障碍

此外，患者还会抱怨说自己的视力也受到了影响，看不清东西，并会出现重影。为了解决这个问题，他会不停地眨眼或眯起眼睛。另外，有些物体在他看来好像是蒙上了一层摇曳不定的薄雾，就如同夏天我们在烤热的沥青路上看到的景象一样。从眼角看去，这些物体还会像痉挛一样跳个不停。亮光会让他觉得刺眼，所以他需要戴上墨镜，而他平常所用的眼镜则需要经常地调整，但也很难达到令他满意的程度。由于视力跟神经紧张的程度有关，所以他每次检查的结果都不一样，也就不足为奇了。

噪　声

因为疲劳而变得过度敏感的听觉神经也会碰到类似的问题。在患者听来，饭勺和碟子的轻微碰撞声会让他觉得难以忍受，而电视机的声音则会让他近乎发狂。即使他可以忍受这种噪声，他疲倦的大脑也很难跟得上说话的内容。而在多数时间里，他都会蜷缩在自己的世界里，对外界的谈话无动于衷，就像是在看无声电影，演员只动嘴唇却发不出声音。这确实是一幅令人非常不安的景象，他会因此而进一步远离家人，退回到自己的世界中。

和最初的冲突或问题相比，对眼前发生的这一切的困惑可能更让他感到不安。患者可能会徘徊在街头、低头想着心事，希望能找到一条摆脱噩梦的途径，但任何办法都不会持久，更没有一种办法可以长期适合他的情况。

也正是在这个时期，他的生活可能会出现额外的负担，譬如家庭问题、经济困扰，或者是一些小小的不快，但无论事情是多么微不足道，他都会因此而变得狂躁。

举例来说，一位患者被带到乡下度假。到达以后，他发现床对面的墙上挂着一幅凡·高被割掉耳朵的画像。不幸的是，他知道凡·高是在一次发狂时用这种方式自残的。和这幅画待在同一个房间里让他紧张得近乎崩溃，可他又不知该如何告诉主人将那倒霉的东西拿走。难道要对主人说他自己也害怕发疯，因此无法忍受在每次进屋时都想起此事不成？本来这个假期是专门用来解决他的神经问题的，如果没有那幅画，他可能会有所收获，然而，实际情况常常是事与愿违。

有位女患者去海边休几周假。到海滩的第一天，她就注意到有一群妇女站在水边两眼茫然地望着大海，而后面的几天也天天如此。她们与周围极不和谐的表情是那么奇怪，以致她终于忍不住要去打听这些人的身份，结果得知她们竟是来度假的某市精神病院的患者。一年中有那么多时间，她们却非要选择这个时候，好像存心要跟踪她似的。这位患者后来说，她总是可以看到自己朦胧的身影跟随在那些人的身后。

精疲力竭的家人

看着家人一个又一个地变得疲惫和狂躁，也会加重患者的忧虑。家人们也忍受着希望与失望交替出现的煎熬，他们中间必定会有人要说出一些令患者更加不安的话。有位女患者对她的丈夫说她快要疯了，但她得到的回答是："呃！有很多地方可以接收发疯的人。"她的丈夫是个极好的人，但由于帮助和宽慰妻子的任务一直都落在他的身上，与此同时又要注意不说错话，以致他的神经绷得太紧，到最后根本都不知道自己在说什么。也正是由于他最不可能伤害自己的妻子，他才成了给妻子最致命一击的人。

抑　郁

抑郁源于情绪上的疲劳。如果抑郁突然成为一种强烈的身体感受，那么患者可能会因此崩溃。这个时候，他很难相信这个世界仍是美好的，也不认为康复是值得和可能的。很少有患者能够明白这只不过是极度疲劳的另一种表现方式而已。作为我们自身的一部分，我们的情绪很难得到自己冷静的对待。当这个世界显得暗无天日时，我们很难说："不高兴的是我，而不是这个世界。"

在抑郁和对外界的漠然逐渐夺去患者康复的欲望时，抗争也变得越来越激烈。每时每刻对他来说都是一种折磨，甚至连梳头都会给他带来无法忍受的身体与精神负担，所以他看上去可能是一副蓬头垢面的样子。

不　安

患者此时的疲惫几乎已超越了人的忍受极限，然而他还是无法安静下来。疲倦的神经变得躁动不安，尽管患者此时已几乎没有力气移动身体，但他还是觉得自己被强迫着忙个不停。他是多么希望休息啊，然而一旦要休息时，他又会受到种种折磨和煎熬。这可如何是好？他将何去何从？

他的情绪一会儿忧郁，一会儿疯狂，有时还要大哭一场才能得以宣泄。也就是在这个时期，强迫症出现了。

强迫症

强迫症是神经衰弱最令人不安的表现形式之一。较之其他的症状，强迫症更容易使患者相信自己已处在疯狂的边缘。这种症状很容易发生在疲惫的人身上。我们大多数人都有一两种轻微的强迫性习惯，例如有位妇女出门后一定要转回来检查水龙头或煤气阀，尽管她清楚地知道自己在出门前已将它们全部关好。

与上述强迫性习惯相比，伴随神经衰弱而来的强迫症更令人费神，其特点是反反复复的强迫性想法或行为，而这些想法和行为又总是让患者感到难受，甚至恐惧。例如，害怕中风的那位患者会患上这样的强迫症：当他弯腰时，涌向面部的血液会立刻让他想起自己的血压和一直担心的中风，于是"中风"

这个词就再一次在他脑海中闪现。他越是努力不去这样想，就越是会想到这个词，甚至有时会大声地喊出来。所以当房间里需要安装新开关时，他会要求把它们装在腰部以上的位置，这样他就不用弯腰了。

再比如有这样一位妇产科护士：每当她抱着孩子经过窗户时，她就会产生一种难以遏制的将孩子丢下去的冲动。像这样的例子多得不胜枚举，在这儿就不一一赘述了。如果你也患有强迫症，你只需要了解它是如何产生的，并知道治愈它的方法就可以了。

大部分人都知道，我们在疲惫时很难把某支曲子从脑子里排除出去，疲劳的大脑会失去其原有的恢复力，此时不愿听或不愿有的某支曲子或某个想法就会像苍蝇粘在苍蝇纸上一样，甩也甩不掉。换句话说，神经衰弱患者的强迫症不过是在情绪非常激动的时候由乘虚而入的自我暗示引起的，这种暗示会在疲惫的大脑中留下极为强烈的印象，甚至扎下根来。

没有经历过神经衰弱的人可能会认为我描述的画面过于恐怖，我可以向这类读者保证，我所说的绝无夸大之词，实际情况可能会比这更糟糕。我要详细地描述每一个细节，原因非常简单：这本书主要是写给那些神经衰弱或者"有问题"的患者的，它可以让这些人了解到，他们那些令人迷惑且难以解释的症状，只不过是神经衰弱的通常表现而已，他们之前的很多人也有过同样的经历。这些人觉得自己的身体就像是"潘多拉的盒子"，里面装满了令人不快和吃惊的东西。他们惶惶不可终日，总是担心里面又会跑出什么新的东西。但是，如果把整个盒子里面的东西都倒在他们面前，让他们知道里面到底是什么的话，这个盒子也就不那么可怕了。

电击治疗

如果强迫症和抑郁症的患者以前从未看过精神科医生，而此时家人又坚持让他去看看的话，医生给出的建议有时就是电击治疗。这种疗法尽管听上去很吓人，但对于这个阶段的患者通常很有效，他们可以很快地得到放松。大部分患者经过电击治疗后都会暂时忘掉他们的问题，不再过多地担心自己，看上去也会好得多；但是他们会变得健忘，不记得现在以及过去的一些事情，同时还可能会轻微地犯迷糊。

我们还不知道电击疗法是如何起作用的，但我们知道它可以打破"焦虑—紧张—更加焦虑"的恶性循环，从而帮助患者忘掉自己的问题并将注意力从自己身上移开。例如有这样一位经常抱怨胃疼的妇女，她在经过几次电击治疗后对医生说："我的胃有种奇怪的感觉，虽然没什么可担心的，但我想如果这是由电击治疗引起的话，我应该让您知道。"她忘了几个星期以来这种感觉曾让她悲伤不已，而就在几周之前，她还在说自己就快要受不了了。

我写这本书的主要目的就是要告诉患者如何在不使用电击疗法的情况下获得康复，这样做有以下几点理由：

通过电击疗法痊愈的人并不清楚自己是怎么被治愈的。因此，如果以后他再患上类似的神经症，他还会和现在一样不知所措，并可能需要再次进行电击治疗。我们每个人都容易受到自己所害怕的事物的伤害，接受过电击治疗的人同样也害怕再次犯病并接受更多的电击治疗。这样的恐惧虽然隐藏在潜意识深处，但仍然不利于患者放松。患者会或多或少地处于一种持续性的潜意识紧张状态，这样不利于克服未来可能发生的困难。另外，接受过电击治疗的患者难免也会碰上"对该疗法无所不知"的好事之人，这些人一定会不知趣地告诉患者："有过一次电击治疗后，你就得一次次地接受治疗。"虽然这种说法荒谬至极，但此时他们找对了听众，因为患者早已有这样的疑虑。很多接受过电击治疗的人其实打心眼里希望自己可以不借助电击疗法就痊愈。他们知道如果这样的话，他们就可以了解康复的各个阶段，从而掌握恢复健康的方法。而一个人一旦掌握了恢复的方法，他就不会害怕再次犯病了，代替恐惧的将是一种坚定的信心。患者可能知道自己是怎么患病的，但更重要的是，他应该知道自己是怎么痊愈的。

在自行康复的过程中，患者必须面对并克服那些为神经衰弱的产生提供一臂之力的性格弱点，因而在痊愈后，他的状态甚至还会好于患病之前。而经过电击治疗的患者虽然也能康复，但却不会获得这种令人满足的成就感和自制力。

不过，我并未低估电击疗法对某些患者的价值，实际上，凡是发现自己不能按照书中的指导去做的患者在医生建议下采用电击疗法时，都不必过分苦恼，因为他们仍然可以在接受完电击治疗后采用本书的建议。

同样，先前接受过电击治疗，如今已经痊愈的患者，在阅读此书时，仍可以发现书中的某些内容会对其有所帮助。他可以通过本书解开某些谜团，弄清神经衰弱发生的原因，并懂得如何在不借助电击治疗的情况下痊愈。此外，这本书还能教会患者如何避免病情复发，从而帮助他找回他所需要的自信。

不过，我还是希望强调一点：如果你是一位正在阅读本书的神经衰弱患者，只要你下定决心要在不借助电击治疗的情况下康复，那么你就一定能行。无论你的病情有多么严重，你都能够做到。也许开始时你会觉得有些困难，但随着时间的流逝，成功次数的增加，你的自信心会有所增强，而自信心的增强又会带来更大的成功。

你可能会在以上的描述中发现自己的影子，尽管这说明不了你问题的全部。或许你还有一些未被提到的困难，不过没关系，下一章列出的治疗原则将会涉及那些困难。

第 19 章

如 何 治 疗 变 得 复 杂 的 神 经 症

虽然由问题、悲伤、内疚或羞耻感造成的神经衰弱让患者感到很苦恼，并会引发其他的各种症状，但治疗它的基本方法是一样的：

◆ 面对

◆ 接受

◆ 飘然

◆ 等待

造成这类神经衰弱的 4 个主要原因——问题、悲伤、内疚和羞耻感，以及由它们产生的副作用，例如强迫症、失眠、抑郁等，都将在以后的章节中讨论到。

在研究治疗方法之前，我们首先要知道以下 4 个先决条件，并应该下决心去遵守它们：

1.认真地按指导去做，半信半疑的尝试是毫无意义的。

2. 永远也不要因为表面的失败而彻底丧失信心。正是由于患者太过在意，失败才会显得非常严重。决心去接受并坚持下去则可以将最严重的失败转化为成功。神经衰弱没有"积重难返"的时候，希望也可能会紧随着失望，即使你认为情况已经糟得不能再糟了，你仍然可以力挽狂澜，恢复健康。由于患病时情绪变幻无常，所以你应该尝试着不要为消极的情绪所影响。记住，永远不要彻底地丧失信心。

3. 一定不能自怜。我再重复一遍：不能自怜。处在所谓的"可怕状态"时绝对不能顾影自怜。不要觉得家人多么不理解你，多么不了解你承受的巨大痛苦。自怜只会浪费你的精力和时间，并会吓跑那些本来可以帮助你的人。如果你客观地看待自己，你就会承认你的自怜里带有些许骄傲——为自己可以承受这么多、这么久而骄傲。对于这一点，你尽可以感到自豪，同时在尝试我的新方法时，让这种坚忍与自豪帮助你重拾信心。有些患者在我提及自怜时会显得一脸茫然，这是因为他们的大脑被各种令人迷惑的问题占据着，以致他们从未想过要可怜自己。不过，其他患者还是可以准确地理解我的意思的。

4. 绝对不要后悔，也不要说"要是……"。发生过的事情既然无法挽回，那么就让它过去吧。现在和未来才是你必须关注的重点。在生活中你应该向前看，所以请记住别再说"要是……"了。我曾经接待过这样一位患者，他在向我讲述他那

144

悲伤的故事时，总是不停地说"要是……"，以致他后悔得都快把指甲咬光了。虽然我努力地想说服他不要再后悔，接受过去并计划未来，但他仍在不停地说"要是……该多好呀"。无奈之下，我只好试着让他明白，他必须找些事做以便让自己平静下来，但他却不停地说自己太累了，无法工作，同时也顾不上去想其他的问题。引发这位患者神经衰弱的主要原因是他的妻子离开他去了乡下。在我给他治疗期间，他的妻子曾经来我这儿询问他是否还在工作，如果回答是"是"，她当时是有可能重新回到他身边的。然而实际情况并非如此，所以她返回乡下了。第二天，这位患者对我说："医生，还记得你告诉过我要找一份工作吗？唉，我确信要是我有一份工作的话，我的妻子一定已经回到我的身边了。要是当时我能听你的话，那该多好呀……"你瞧，他又来了。我想不用多说，你一定已经知道在生活中应该向前看了吧？也许你经常后悔，经常想着"要是……"，没关系，这是人之常情，但绝对不能让它影响你的恢复。

所以：

◆ 深信不疑地按照指导去做。

◆ 永远不要因为失败而彻底丧失信心。

◆ 不要自怜。

◆ 少一些后悔和"要是……"。

第 20 章

问　题

　　如果你因某些严重的问题而痛苦不堪，备受情感和精神上的折磨，那么你可能会意识到，只有借助别人的帮助，你才能找出针对自己的问题的长久有效的解决方法。随后，你开始试着强迫自己这么做，但你的神经系统也因此承受巨大的压力，并且你的任何决定都无法长期坚持。你每隔一会儿就作出一个新的，甚至重大的决定。不久之前，你还觉得自己解决了所有的问题，并为此感到高兴。可一两个小时之后，你就发现问题的其他方面又让你犹豫不决起来。

　　在这时，思考成了一件难事。你可能因疲劳变得迟钝，你不得不摸索着去寻找那些被一次又一次的恐慌吞噬掉的思绪。此时，你可能已陷入了一种定式思维的怪圈，每次思考都会得出同样令人沮丧的结果，这使得你根本无法再思考自己的问题。在这种情况下，你必须寻求帮助，与其他人一起讨论你的问题，并让他们帮助你找到一种令人满意且比较稳定的看问题的方式。只有这样，你疲倦的大脑才能得到休息。

康复不完全由自己掌握

寻求帮助，这就好比说，你必须像使用自己的大脑一样暂时地使用帮助你的人的大脑，直到你的大脑从疲劳中恢复过来为止。这句话也极好地说明了那些自以为是的老生常谈是多么荒谬，例如"这全得靠你自己""你的康复由你自己掌握"等。实际上，你的康复并不一定只由你掌握，你肯定会需要其他人的帮助。最近，一位倍感困惑的妇女在听了我的这番解释后失声痛哭起来，她说："请别介意我这样。听到您说我需要帮助，我感觉好多了。我觉得孤军奋战已经让我筋疲力尽了，可每个人仍在坚持说我要完全依靠自己，除了我自己，没有人能真正地帮助我。一想到他们的话，我便会感到非常脆弱和无助。听到您说我需要帮助，这真让我感到莫大的安慰，所以我忍不住想大哭一场！"

如果你觉得自己需要帮助，不要感到难为情，也不要沮丧。伤腿尚需要拐杖，更何况受惊的、疲惫的大脑呢？不过，你应该尽量谨慎地选择帮手，他应该是你最明智的朋友，但不一定是最亲近的朋友。因为现在的你非常容易受到他人的影响，而错误的建议会使你感到不安，并会影响到你的恢复。当然，一般情况下人们确实会选择身边的人作为倾诉对象。你或许已经注意到了自己是多么愿意向陌生人倾诉，正如一位妇女描述的那样："我感到羞愧的是，明知自己在向那位商人袒露心声，但我却无法控制自己。"

所以，不要和太多的人交谈，以免被不同的观点弄昏了头脑。你应该选择一位明智的朋友，并坚持由他来帮助你。在选择时，你一定要确保你这位朋友不是那种以挖掘倾诉者的愧疚为己任的人。你对自己的愧疚已经太敏感了，而且太愿意惩罚自己了，这个阶段你需要的是安慰，而不是惩罚。如果你没有这样的朋友，那么不妨找一位合适的医生。

接受新的观点

在与你精心挑选的顾问进行了适当的讨论之后，你必须准备好去接受你们两人共同达成的一致决定或折中方案。不过不要期望这是个完美的方案。在你好起来之后，你可以对其进行必要的修正，因为那时做起来会比现在容易得多。在目前的阶段，你必须停止没完没了的冥思苦想，让疲惫的大脑接受一种固定的观点。但是，最终确立的解决方案还必须是你可以接受的，因为盲目地遵从一种内心并不接受的方案最容易让人感到焦虑。而对于这样的解决方案，你也无须坚持，因为内心的平静不是通过强迫自己得来的。新观点应该把你的痛苦和恐惧降到最低，这一点很重要，而一个聪明的顾问是会注意到这一点的。你可以先让他阅读本书，以便他了解自己所要发挥的作用。

与朋友谈谈新的观点将有助于你加深对它的印象。另外，你也可以叫朋友把它言简意赅地写出来，以便于你独处时查阅。再重复一遍，坚持一种观点就好比是给疲惫的大脑一种支撑，它可以让你从无休止的沉思以及由此而来的情感和精神疲劳中解脱出来。虽然你不可能完全地摆脱痛苦，但知道这是眼下最好的办法，还是会给你带来些许的平静和安慰的。

与其他人一起讨论你的问题可能意味着你要迫使自己透露某些隐私，而仅仅是这种想法就能引起恐慌，以致你会觉得无力面对朋友。这种时候，不要错误地强迫自己或跟自己作对，这样你只会感到筋疲力尽。其实，你不妨使用一下前面我们提到的治疗方法——飘然。还记得那位学会"飘然"的窍门后进商店的妇女吗？你可以照着她的样子，想象自己是在飘动。这会产生意想不到的神奇效果。就像我解释的那样，当你觉得自己在飘时，你会下意识地放松下来，从而使妨碍你活动的紧张情绪得以缓解。所以，请飘到你的朋友那里去，不要硬来。另外，你也可以让所有那些令你苦恼的、妨碍你思考的想法从你的脑子里飘出去。

铁　箍

在这个阶段，一想到要讨论，甚至是想起你的问题，就有可能使你的头部肌肉发生痉挛，从而产生那种被铁箍箍住似的疼痛。对此你不必沮丧。

如果你准备好了去接受这种疼痛并尽量放松头部肌肉，那么你仍然可以思考。你可能不得不缓慢地思考，并会因此而感到困惑，但是不要惊慌，你应该接受这种迟疑与困惑，而不是绷紧了肌肉强迫自己去思考。如果你抱着接受的态度去放松自己，你会发现你仍能进行有效的思考，尽管思考的速度会很缓慢。你的大脑并没有任何问题，只不过是疼痛、恐惧及疲倦影响了它效能的发挥而已，最终它还是会完全恢复的。

往日的恐惧再次袭来

在与顾问谈论自己的问题时，你可能会感到浑身轻松，觉得自己终于好了。这或许是真的，尤其是在之前你从未得到过这种帮助的情况下，就更有可能是这样。这位朋友给了你莫大的安慰，更为你的问题找到了令人满意的解决方法，以至于你不再感受到任何痛苦。此外，倾诉也可以治愈疾病——如果你的问题需要倾诉的话。

不过，如果你已经忍受了几个月的病痛折磨，并已尝试过讨论和倾诉的方法的话，虽然你在讨论时仍能感到放松，但这种放松可能并不持久。疲倦的神经有可能再次将你捉弄。你或许以为自己在顾问的帮助下已经解决了问题，但独处时却发现，问题的某些未被料到也未曾讨论的方面又会显现出来，从而引发你剧烈的反应，并再一次让你感到不安和恐慌。

你可能会发现自己同朋友在一起时可以听进他讲的一番道理，但在他离开后你们的共识却只能保持一小段时间，旧的恐惧最终又会再次袭来，而新的观点则无法继续坚持。这个时候请你不要绝望，因为这本是预料之中的事。毕竟过去那种看问题的方式已经延续了很长时间，它已变成了你的一种习惯，要是短时间内它不杀个回马枪，那才叫奇迹呢。

所以，如果发现旧的观点连同那些令人不安的感觉卷土重来时，你不妨再去找找你的朋友，告诉他这个情况，并再次讨论一下你的问题。实际上，在牢牢地把持住新观点之前，你可能需要经常拜访你的朋友。

如前文提到的那样，让你的朋友把新方法写在纸条上对你大有神益。我就为我的患者制作过这样的纸条，如果有必要的话，我还会在征得同意的前提下，告诉其家人如何给予患者帮助。有时，我还会去指导那些缺乏理解，并有可能加重患者生活负担的家庭成员。这样，我就把消极因素转变成了积极因素。

而一旦这些人认为他们得到了医生的信任，医生转而向他们寻求合作时，你就会惊讶地发现，他们变得非常热心，他们会从批评转向支持，并把医生的观点当作最终的方法来坚持。

一瞥新的观点

如果你发现在得到朋友或某些家庭成员的帮助后，你每天用新观点看问题的时间仍然只能保持一会儿，请不要灰心。即使每天你对新观点只是短暂的一瞥，那也会是一个良好的开端。随着练习的深入，新观点坚持的时间会越来越长，直到最后它成为你的一种固定的看问题的方式。

让我用一位农夫妻子的故事来说明这个问题吧。这位女士从前同她的丈夫和孩子们在一个小农场上过着快乐的生活，农场附近还住着她的一些好朋友。可是后来她患上了肺炎。在康复期间，孩子们被送往寄宿学校，而朋友们也搬到了偏远的乡下。在她最需要陪伴、最需要工作的时候，她却被孤零零地留在农场里无事可做，这样的日子对她来说简直就是一种折磨。

如果此时她能意识到自己的问题仅仅源于肺炎引起的疲劳的话，她可能就不必经历那么多额外的痛苦了。然而不幸的是，她开始感到困惑和忧虑，并在朋友的建议下拜访了一位精神分析学家。这是一次不幸的拜访，那位分析学家对她进行了拙劣的分析，进而发掘出一系列奇怪但不严重的内疚情绪。需要指出的是，任何人受到这样的分析都会得出类似的结论，但那位分析学家却要在这种内疚上大做文章。在他的鼓动下，患者也变得大惊小怪起来，到后来竟发现自己有一大堆问题需要解决。于是，她变得愈发沮丧起来，从而陷入了长时间的神经衰弱而不能自拔。

她不明白为什么那个曾经让她热爱、给她幸福的家如今会让她感到不安，以致一想到那儿她就心烦意乱。她并不希望丈夫把农场卖了，因为从经济上讲这并不是明智之举。她问我："我只是想快乐地生活在家里，但这似乎已超出我的能力范围。我到底怎么了？好像变了个人似的。"她说只要自己一靠近那里全身就会涌起一股深深的厌恶，以致她想要转身逃跑。

我向她解释说，她是在从两种对立的角度看待问题。首先，她把农场看成让她深感抑郁的地方。这种想法是如此鲜活和可怕，以致她深信一旦她回到家里，等待她的将是同样甚至更大的痛苦。而与此同时，她又把家看作一个她曾经幸福地生活过，并希望继续这样生活的地方。

我告诉她，她必须想象出一幅自己在其中幸福生活的画卷，并做好准备等待这幅画卷变为现实。让痛苦的记忆慢慢淡去是需要时间的，在此之前，她不能期望那里有太多的快乐。或许她能够获得片刻的欢快，但只有随着时间的推移，痛苦的记忆渐渐逝去后，幸福才可能长久地保持。

同时，她还必须让自己有事可做，而不用整天关注自己的反应和分析自己的情绪。在眼下和近期之内，她的感觉肯定还会和之前一样是复杂的、不确定的和痛苦的，所以何必对它们那么在意呢？她必须作好准备，以便在未来的几个月里渐渐"飘然"地靠向目标。希望能幸福地生活在家里是成功的基石。我解释说，"飘然"意味着她必须等待幸福的来临，而不能指望很快地恢复。她必须试着让所有令人不安的记忆或破坏性的自我暗示从头脑中飘走。

长时间独处对抑郁的人来说是很不明智的做法，所以我建议这位妇女常去城里走走，并在等待新观点确立的时间里邀请朋友与自己同住。对于神经衰弱患者来说，听到房间里有其他人走动也能产生不可估量的积极作用。

坚持新的观点

如果你也想忘掉令人苦恼的看问题的方式，那么就去寻找一种更能被你接受的替代观点吧。一旦找到了，你就必须坚持这种观点。如果由于情况变化需要作出调整，那么你必须与你的顾问商量，除非你已经恢复得很好了，并确信自己不再需要帮助时，你才可以自行做主。如果你对自己信心不足，那么你必须再次寻找帮助，否则你会再犯那种忽左忽右的老毛病。

在这个阶段，你没有必要自己作出决定，这样做不会给你带来持久的好处。最重要的是，不要因为无法作出决定而过于不安。要知道这是由疲劳造成的，一旦好起来之后，你就又可以像从前一样自己作决定了。而且或许在有了这种体验之后，你作决定的能力会变得更强。我想强调的是，此时能否独立作出决定并不重要，重要的是你和你的顾问能就你的问题达成一致意见并照此执行，这样你疲倦的大脑才能得到休息。

一位抱怨自己作不了决定的男士在咨询他的顾问的同时被告知，他必须尽最大努力作出一项决定，这样才能赢得斗争的胜利。这位顾问还说，作出这项决定之后，他就能顺利地作出其他决定了。这样的建议会误导患者，他可能会花大力气作出一项决定，但这并不能改变这样一个事实，即他的大脑仍很迟钝，他的神经系统也依旧疲惫，所以作决定对他来说仍将是一件困难的事情。既然疲惫的大脑无力作出决定，那我们又何必过于强求呢？一旦它摆脱了恐惧得以歇息，那么作决定自然也会容易得多。

不能解决的问题

有些患者在听到要他们寻求解决办法或折中方案的建议

时，会这么想："我的问题还没解决，所以我也不必找什么出路。"对于这样的说法我并不赞同，因为我看到过太多表面上无法解决的问题最终都得到了解决。你的问题在你看来可能是无法解决的，但其实在经验丰富的顾问的指导下是可以迎刃而解的。就算难以改变现状，他至少也可以教你如何从不那么悲观的角度去看待问题。举例来说，有位妇女因为和婆婆住在一起而心情郁闷，但是这种状况又无法改变，于是她对我说："您看见了吧，医生，我的问题没办法解决。"

我解释说，如果她把婆婆的离开当成唯一的办法的话，那么问题确实无法解决。我建议她不要用憎恨的眼光看待婆婆，而应该努力去关注婆婆的优点，看看这样是否会令她产生不同的感觉。一般来说，人们会针对别人的态度作出反应，并经常会下意识地按照别人期盼的方式行事。那位婆婆一定是感觉到了媳妇的厌恶，于是她下意识地将自己最恶劣的一面展现给了媳妇。令人欣慰的是，这位年轻的妇女终于明白了这一点，并成功地改变了这种状况。

真正的器质性疾病

对于并非由单一神经问题引发的器质性疾病，保持达观的心态不是一件容易的事情。如果这样的疾病是引发你神经衰弱的原因，那么你需要一位善解人意的医生，因为即使在这个时候，学到一种从医学方面看问题的方式仍然会对你有所帮助。

我的一位老朋友如今已 85 岁高龄，多年来他一直患有高血压。15 年前，当她得知自己患上了高血压时，因为担心中风，她害怕得几欲崩溃。不过，在与医生进行了几次平静的交谈后，她终于能够以一种理智的目光看待问题了。多么幸运啊！如果那位医生不与她倾心交谈，我的朋友也许会在此后的 15 年里一直为那不曾出现的中风而担惊受怕。

换个环境

在神经衰弱患者的生活里，常常会反复出现一些能勾起他们痛苦记忆的地点。很多人觉得他们不应该与这样的困难做斗争，因而迫切地希望换个环境。但是，他们的朋友常常会建议他们"坚守阵地"。为了不被别人当成临阵脱逃的胆小鬼，他们只好留下来。

是否建议患者留在他们发病的地点应该视情况而定。如果离开意味着逃避某些应该面对的东西，那么我建议患者留下来。但即使在这种情况下，通常比较明智的做法也是要求患者暂时离开，等休息一段时间后再回来。例如，有位来我这儿求助的年轻教师，她因管理不了班级里不守纪律的学生而患上了神经衰弱。我没有建议她调换学校。如果那样做的话，她可能会遇上另外一个不守纪律的班级。就算没有遇上，她可能也总是担心会这样。我建议她休 1 个月的假，然后回来以一种新的方式管理班级。后来，她成功了，而且很庆幸自己没有调换学校。

不过，当一位因妻子去世而患病的男士前来求助时，我却建议他离开那个充满了回忆的家，直到他有了承受能力后再回来；或者采取更好的办法——离开镇子，半年后再回来。每天都要揭开一遍的伤疤是不会很快愈合的。

所以说，在建议变换环境之前一定要分析每位患者的具体情况。不过，短时间的改变对所有人都是有好处的，因而也是值得提倡的。这种改变就像是轻微的电击，它可以缓解由于某个地点的重复出现所引发的疲劳，从而帮助患者从更合理的角度出发去看待自己和自己的问题。

有位神经衰弱的年轻男士同朋友们一起来到了一处陌生的海滨胜地。在他们一起进宾馆大厅时，他就注意到一群兴高采烈的人正站在阳光充足的窗台边交谈着，而在房椽上则挂着一个与众不同的古航船雕刻模型。看到这些并不熟悉的有趣场景，年轻人的思维开始快速运转起来，而他的注意力则得以从自己身上移开。就在此时，年轻人突然对自己的状况有了深刻的了解，他头一次意识到是情绪上的疲劳导致了他认为自己的问题难以解决，如果身体好起来，它们其实都不难解决。

那天晚上，这位年轻人焦急地等待着朋友们游泳归来。这种在其他人回来后自己才能安静下来的焦虑让他觉得难以忍受，以致他感到大脑神经像是要绷断似的。继大厅里的那件事情之后，这件事更清楚地表明问题出在他自己身上，在于他自己疲惫的身体状态，而不在于引发他神经衰弱的那个问题。

还有一些处在同样疲惫状态的患者抱怨说，他们好像是在黑暗、低矮的天花板下摸索，每当他们试图挣脱问题的束缚、进行清晰的思考时，天花板就会向下压来。另外一些人则描述说他们的大脑像被裹在了灰色的毯子里一样动弹不得。如果你了解到患者的视力也会因此受到影响，以致在阳光明媚的日子里看一切也是阴沉沉的，你就不难理解为什么这些人动不动就想躲避现实了。

黑暗的天花板和灰色的毯子都不过是大脑过度疲劳时的感知体验。学生们在连续学习了三四个小时后也会有类似的感觉，他们会突然觉得自己一个字都看不下去了，必须到外面浇浇花，让脑子清醒一下才行。可几个星期甚至是几个月来一直在研究自己的问题的神经衰弱患者却没有到外面去浇花，难怪他们的脑子会疲劳、迟钝。

你常常能发现这样的患者会渴望登上山巅或乘坐飞机，因为他们认为这种俯瞰脚下一切的感觉，能够使他们摆脱被困于万物之下的压抑感。这些患者真的很需要睡眠，并且是连续几天的睡眠。这样，他们才能从无休止的焦虑中解放出来，得以休息。

在患者恢复期间，妨碍他清晰地看问题的灰幕会时不时拉开，让他能够像过去一样自由、敏捷地思考，并让他感受到片刻的喜悦。第一次正常思考时，患者甚至会有一种醍醐灌顶的感觉。前面提到的那位年轻患者告诉我，在从海边回来后的某一天，一位朋友请他包扎割破的手指，在"手术"进行过程中，那层灰幕突然拉开，以至于他几乎扯开嗓门喊道："我又能清醒地思考了！"

这位年轻人很聪明，他能够发掘出隐藏在症状背后的病因，并在很少求助他人的情况下自行治疗。他说那次在包扎完手指后，灰幕很快又落了下来，不过几个小时后它又再次拉开了。在随后的几天里，灰幕一会儿拉开一会儿落下，以致他自己都不知道下一刻会发生什么。他的大脑好像很脆弱似的，他必须小心使用才能避免它彻底崩溃。他感到自己正变得越来越紧张，他想要控制住大脑，并阻止灰幕落下。这时，他想起了我所说的接受和飘然，于是他放松下来，不再理会灰幕的变化并开始了耐心的等待。

就在此时，住在远方某个州的几位朋友邀请他前去做客。他知道如果他去的话，全新的环境和突然的改变将会令他焕然一新，那层灰幕将永久性地拉开，而他则会从神经衰弱中恢复过来。不过，他最后还是选择了留下，以此向自己证明，他可以无须外部的帮助而依靠自己恢复健康。当他最终得以解脱时，他说自己就像是获得了重生，所有的一切都显得前所未有的灿烂，它们的色彩看上去也更为艳丽、更加生动，天空蓝得那么纯粹。年轻人浑身荡漾起一种幸福的感觉，一切事物在他看来都显得如此亲切，以至于他不忍心去伤害一只蚂蚁。从那以后，这种感觉就再也没有真正地离开过他。如果你和这位年轻人一样正承受着痛苦，那么同样的回报也在等待着你。对于从神经衰弱中恢复的人来说，回报的法则显得尤为有效。

不过，以上事例并不意味着你应该拒绝别人提出的有关变换环境的建议，因为你无须向自己证明什么。你可以去仿效那位年轻人，不过既然痛过了，你何必还要去延长痛苦呢？我们应该抓住彻底改变的机会，并接受由此而来的解脱。

所以，你应该：

◆ 和一位明智的顾问一起探讨你的问题，并为之找到一个令人满意的解决办法或折中的方案，然后再去探讨下一个问题。

◆ 坚持新的观点，就算开始时每天只瞥一眼也应该感到满足。

◆ 坚持一种解决方法，就如同给疲倦的大脑固定夹板。

◆ 如果疲劳妨碍了精力的集中，不要紧张地强迫自己去思考，应该以接受的心态按大脑允许的速度慢慢思考。

◆ 旧的恐惧卷土重来时不要绝望，接受所有的挫折，并飘然地走向康复。

◆ 患病时不要把重点放在自己作决定上。

◆ 接受变换环境的建议。

第 21 章

悲　伤

尽管巨大的悲伤会暂时干扰我们的生活，但它并不像难以解决的问题那样复杂。悲伤可能会引起一些问题，这一点毫无疑问，不过和悲伤本身比起来，这些问题通常都不值一提。就算患者内心不存在矛盾或内疚等其他问题，极度的悲伤也可能会引发神经衰弱。不过，如果你仔细去分析由悲伤引发的神经衰弱，你常常会发现其中还夹杂着恐惧。正如前面我们所提到的那样，失去亲人的痛苦与独自面对未来的恐惧是掺杂在一起的。

闷闷不乐

我们很多人在遭受了极大的痛苦时，都可能会觉得自己要垮掉了，可是随着时间推移、生活的继续，我们又会重整旗鼓，找回快乐。不过也有一些人从此一蹶不振。由于过度悲伤，同时周围环境又无法给予他们太多的支持，以致他们发现自己已不可能再过一种正常人的生活了。他们坐在那里，满脑子想的都是自己的不幸。这种持续的抑郁和冥思苦想会逐渐耗尽他们的情感，令他们作出一些过度的反应；同时他们的悲伤会越来越强烈，阵阵袭来的绝望也会让他们觉得越来越难以忍受，而他们的身体则会在这种冲击下变得越来越脆弱。

这样的人吃不下、睡不着，看上去日渐憔悴。最后他们的大脑会变得极度疲惫，看事物、想问题也变得缓慢异常，以致和他们交流似乎也成为一件不可能的事情。他们眼神呆滞、反应迟缓。如果无法激起他们的回应，那么医生通常会建议患者进行电击疗法。电击的效果可能会非常好，以至于几次治疗过后患者也许就能理智并充满希望地探讨未来了。

我曾接待过一位意大利妇女，她是被近乎绝望的家人带来我这儿的。这位妇女的丈夫 6 个月前去世了。由于悲伤，她变得非常迟钝，无论女儿走到哪里，她都会迈着毫无生气的步伐机械地跟在后面——看上去就像个孩子。我跟她说话，她却只是茫然地看着我，没有一点反应。于是我建议对她进行电击治疗。

1 个月后，这位妇女说她希望尽早回家以便帮着采摘葡萄。她的例子极好地说明了在那种情况下电击治疗可能产生的良好效果。它表明一旦"悲伤—闷闷不乐—更加悲伤"的恶性循环被打破，患者就很有可能再次开始正常的生活。

痛苦的习惯

如果这位妇女早些得到帮助并了解问题出在什么地方的话，她还是有可能在不经电击的情况下恢复的。我们经受的很多痛苦常常都是由记忆和习惯引起的，也就是说，我们记得过去承受的痛苦，但却没能将记忆和现实区分开来。这位妇女的丈夫已经去世 6 个月了，无论她怎么悲伤，丈夫也不可能起死回生。还有就是她住在一栋大农宿里，那里的家人需要她照顾。这些都是现实，经过电击治疗的她也清楚地认识到了这一点。然而在电击治疗之前，她只是一味地回想过去，直到最后连自己都分不清那是记忆还是现实。

痛苦能很快地导致疲劳，使本已疲倦的身体更加衰弱。但是，如果我们能在自己破坏性的思维里加入哪怕一点点希望，就可以扭转这个衰弱的过程。前瞻性的希望虽然也会成为记忆，但它却是一种令人振奋的记忆。如果昨天我们怀着希望，今天及明天我们就会更有希望。这样下去，未来的每一天都能够给我们带来希望。如果幸运的话，环境还会迫使我们将注意力转移到其他事情上。举例来说，需要照看孩子的母亲通常比没有孩子的寡妇更容易从失去丈夫的悲痛中恢复过来。

随着时间的流逝，经受了巨大痛苦的人仍然能够再次感到欢乐，这确实是一件令人惊讶的事情。有位曾经无比悲痛并丧失了所有生活希望的妇女跟我说过这样一件事情：一天，为了避免彻底崩溃，她强迫自己到外面焚烧花园里的垃圾。偶然间，一些新叶子被扔进了火里，它们发出的刺鼻气味让她感受到了片刻意想不到的快乐。而就在此时，一只不知天高地厚的小鸟又从她眼前一闪而过，开始在她旁边的树枝上嬉戏起来，这让她不禁笑出来。这件事成为这位妇女患病期间的一个转折点，它表明她仍然能感受到快乐，这种感觉并不像她想象的那样已经消亡，这使她有了足以依靠的希望。如今，她像我们大多数人一样平静而又快乐地生活着。

避免不必要的痛苦

如果整天看着过世丈夫的座椅令你感到痛苦，那么你不妨将它挪走一段时间，等你不那么痛苦之后再把它搬回来。我的一位朋友曾经拒绝将她丈夫的椅子搬走，她说："他去世前我爱他，为什么他去世后我就要回避那些能让我想起他的东西呢？"这位朋友的做法虽然值得赞赏，但无谓地耗费感情。几个月过去了，每当她走过那把椅子时她都会感到痛苦。虽然有时她也会感到些许快乐，但这样的好心情最终也会因为那把椅子而烟消云散。最后她还是让我们暂时搬走了那把椅子。如果她早点这么做的话，那些不必要的痛苦也许就可以避免了。这样做是明智的，而并非像她想象的那样是胆小的举动。知道何时避开痛苦有时是件好事。我们的潜意识就像一块埋藏起来的墓地，在那里进行不必要的挖掘是不明智的。

离　弃

死亡虽然会引发悲剧，但它并不牵扯严重的心理矛盾或冲突。死亡意味着终结，我们必须接受。时间可以帮助我们渡过难关。相比之下，由丈夫或妻子的离开所引发的经常性痛苦则难以忍受得多。每当被抛弃的一方听到另一方被提及时，他（她）的伤口就会被再次撕开。其中或许还掺杂有愤恨或不平，而这是很难让人接受的。不过，即使在这种情况下，岁月也会渐渐地将悲伤转化为接受和遗忘。有位妇女在丈夫去世后曾一度濒临崩溃，但如今 5 年过去了，她已不愿改变自己现在的生活方式，来期望丈夫"回来"。想当初她丈夫去世时，我几乎磨破了嘴皮也没法让她相信她会在这么短的时间内喜欢上一个人的生活。

请记住，没有哪个人会将自己的幸福完全建立在其他人身上，尽管我们可能觉得这样。我们内心深处的情感并非是由我们所爱的人决定的。这种情感属于我们自己，源于我们爱的能力，即使遇到不幸它也不会丧失。

所以说，如果你爱的人离开了你，不要觉得世界末日到了。你仍然具备爱的能力，可以同样去爱其他人，甚至爱得更深，尽管现在你可能会愤怒地予以驳斥。那么，不妨等待吧，不要怀疑时间抚平伤痕的能力。

不要心怀怨恨

如果你受到了伤害，不要错误地一味进行报复或因见到冒犯者受到惩罚而感到安慰。请别让报复的欲火烧昏了你的头脑，要想得到持久的和平，你必须忘掉报复。对此，《圣经》给予了我们很好的忠告：即使伤害我们的人受到了惩罚，我们也很难像自己期望的那样感到快乐。这并非空洞的说教，而是确凿的事实。我们更可能会失去对报复的兴趣，甚至会觉得那个"低级的家伙"很可怜。所以，别再浪费时间和精力去愤愤不平了。

当你决定采取最友好的方式时，你会惊奇地发现，那些难以应对的复杂局面都奇迹般地消失了。难道你还看不出来吗？与其被仇恨、痛苦以及报复的焦躁心理所烧灼，还不如以这种方式获得一颗更为平和、更加健康的心。

所以：

◆ 坦然地接受悲伤吧。

◆ 不要坐在那里闷闷不乐。

◆ 让时间充实起来。

◆ 坚定地抱有希望。

◆ 暂时挪走那些会引发痛苦回忆的物品。

◆ 记住，没有谁的幸福是完全建立在其他人身上的。

◆ 把报复的事情留给老天去做吧！

第 22 章

内疚和羞耻感

内 疚

对于某些神经衰弱的患者，尤其是对于那些严于律己的人来说，内疚可能会成为一场噩梦。

令人内疚的想法

内疚可能只是脑海中产生的一些想法，有道德的人会把这些想法看得过于重要，无论他们如何抗争或努力也无法将其消除。我对这样的患者解释说，这些想法的反复出现不过是恐惧和记忆共同作用的结果，短时间内它们不会消失，所以患者必须暂时接受它们。这些特定的想法已经深深地扎下了根。这样的想法既然已经成了患者的习惯思维，那么它们怎么可能随时、随地被消除呢？虽说是这样，有些人还是拼命地想把它们忘掉。

在这种情况下，成功的方法只能是昏迷或者沉睡。

在我指出这一点之后，患者通常会感到极大的安慰，因为他们知道自己并不是罪大恶极的人。虽然这并不会让他们感到多么高兴，但他们确实只是一些有着正常反应的普通人而已。

理解，使许多人忘记恐惧。而随着恐惧的消失，他们将赢得最终的胜利。那些不受欢迎的想法虽然还会出现，但它们已失去了原先的意义，其存在与否也渐渐变得不再重要。最终，它们将会被忘记。

多余的想法　永远不要犯为了摆脱不想要的想法而战斗的错误；放松地对待它们，让它们来，带它们一起——但是要心甘情愿，你会发现，即使是最让人震惊的，也只是想法而已。

如果你努力去忘记那些不想要的想法，或者试图用其他想法来取代它们，反而会把那些不想要的想法变得太重要，从而使忘记变得越来越困难。在别人的督促下总是很难忘记，尤其是在精神疲惫的时候。

在接受和工作的同时，勤加练习可以让你沮丧的想法变成"仅仅是想法"，没有任何令人不快的反应，没有恐惧。没有恐惧，那些曾经看起来几乎让人着迷的想法最终将不再重要。"不再重要"是目标，不是忘记。一个人永远不能确定自己是否忘记，记忆仿佛是一条巨大的气垫船。然而，如果通过理解和经验实现了"不再重要"的目标，你就可以放心地依靠它。

当然，时不时地，"重要"的感觉还会回来。然而，当你已经产生了"不重要"的感觉时，哪怕只是一刹那，这颗治愈的种子就永远不会消失。当患者凭借着重新获得的"不重要"的感觉而从每一次的挫折中解脱出来时，这种感觉就变成了一种内在的东西，每当遇到挫折时，它就会迅速地伸出援手。这时，你就已经成功了。

令人内疚的行为

如果过去某些令人内疚的行为是造成你神经衰弱的重要原因，那么你不妨说出来，并在可能的情况下予以补偿。如果你没有像预想的那样立刻感到轻松，你也不必失望。你的神经系统仍很疲劳，有可能一种内疚刚刚消失，别的内疚又会接踵而至。对此你不必在意，应该看清楚内疚不过是神经系统因为疲劳而产生的失常反应而已。

内疚可以单独引发神经衰弱，而更常见的情况则是在神经衰弱期间出现的内疚综合征。由于疲劳，大脑会变得敏感且不够灵活，它肯定会死死地抓住某种真实或想象出来的内疚不放，以致患者发现自己要不停地和一个又一个的内疚做斗争。

所以，如果你已消除了目前的内疚，那么赶快享受可能随之而来的放松吧。这种放松或许是持久的，但如果不是，你也不要失望。康复之后，你的内疚感就不会那么强烈了，那时你将能够以一种理性的目光看待这个问题。

不能透露也不能被原谅的内疚

有信仰的人可以通过祈祷或忏悔来表达歉意，所以即便他们曾经伤害过的人已经过世了，他们仍能聊以自慰。如果你正处于类似的境地，但却无法从这些方面得到帮助的话，你就应该直面现实，并决心通过某种方法予以补偿。但如果你感到压力太大的话，请不要强迫自己立即就这样做。在现阶段，能作出补偿的决定就已经可以了。之所以不能强迫自己，是因为治疗的一条重要原则就是在患病期间尽量不要给自己添加额外的压力。你和你的顾问必须作出判断，看看马上进行忏悔和补偿到底有多重要，然后再采取相应的行动。

我们每个人都会从众多的祖辈那里继承某些人性的弱点，很少有人在到了中年之后还没做过一件亏心事。事实上，多数人的心里都有着一个藏匿心事的柜子，只不过他们很聪明地设法把钥匙丢掉了而已。让过去的内疚影响现在的生活只会毁掉生活。如果内疚自己浮出水面，那么我们应该承认它，并尽我们所能地作出补偿，但与此同时我们也应该平和地继续生活下去，并坦然地将一部分责任归咎于我们的祖先，归咎于那些教育我们以及忽视了对我们进行教育的人。从现在开始（在你康复之后），就让我们用富有意义和建设性的方式生活吧。

再一次机会

如果人们因为内疚而决定不再继续生活下去的话，那么这个世界很快就会变得空无一人。相比之下，接受内疚并愉快地生活下去是一件多么值得赞赏的事情啊！从某种程度上讲，这样做本身就是一种赎罪。所以，永远不要拒绝给自己另外一次机会。你绝不可能堕落到再无法回头做好人的地步——如果你下定决心要做好人的话。诚然，跌得越深，恢复的路就会越艰难，你越需要付出巨大的努力。不过，当成功的一刻最终来临时，你会发现自己已变成了一个更加健康的人，而那些额外的付出也将被证明是值得的。

这样的努力并不意味着你需要咬紧牙关打一场硬仗，同时不断地提醒自己目标是什么。它只需要你想象着自己希望成为的样子并等待时间帮你实现这个愿望。如果每天清晨起床前你能花点时间想象自己将来的样子，那么这个目标就更容易实现。而在其他时间里，你并不需要刻意地去想这件事。每天的提示可以强化潜意识里的决心，并有助于你形成条件反射性的习惯。这个过程并不需要残酷的战斗，你只需要利用自己的潜意识，每天引导它，让它为你创造奇迹。相信自己的潜意识吧，它能够做到这一点。

但是你要记住，绝不能因为失败而彻底丧失信心。有时你可能会以为自己已经失去目标，但是如果你想把它找回来，你就总能找到它。愿望决定着你的行动，所以你要记住，只要你有愿望，你就已经具备了成功的重要条件。

羞耻感

我们可能因为自己的行为而感到内疚，也可能会因为他人的行为而感到羞耻。我的一位同事就曾向我描述过她的女佣在儿子被投进监狱后是如何变憔悴的。为了安慰这位老妇人，我的同事说："别担心，时间很快就过去了。"但是老妇人却回答说："问题不在这儿，医生，而在于他给我带来的羞耻感。"

安慰因这样的羞耻感而患病的人并非易事。我们可以告诉他们时间如何能够磨灭记忆；如果他们太过在意，羞耻感又会如何找上门来；以及补偿和悔悟如何能够抚平伤口；等等。我们还可以告诉他们，这种感觉不过是受挫折的自尊和对别人意见的恐惧混合后的产物；如果他们能够超脱这一切，去想象那个让他们蒙羞的人，想想他更为剧烈的痛苦，他们可能就不会这样了。不过就算这样安慰他们了，羞耻感还是会让他们觉得难以承受。

如果你因为这样的羞耻感而患病，那么谁也不会责怪你，而只会对你表示同情。同样，爱你的人也不会因为这种羞耻感而减少对你的爱，他们反而会更加爱你。

如果你因为自己的行为而感到羞耻，那么你别无选择，只能仔细查找自身的缺点，并下定决心不再犯同样的错误。记住，大多数人愿意看到你作出补偿，因为这些会使他们恢复对人性的信心。这个时候也许会有一些闲人要多说几句话，但这种无聊的东西任何时候都不值得你去理睬。你需要关注的是那些真正的朋友。他们的鼓励才是你应该接受的东西。

第 23 章

强 迫 症

问题、悲伤、内疚以及羞耻感可能引发神经衰弱或对神经衰弱的形成起着重要的作用，而由这些问题引起的持续恐惧以及随着恐惧而来的副作用不但会让患者感到痛苦，更有可能会替代最初的起因而成为困扰患者的主要问题。这些最常见的副作用有：

◆ 强迫症

◆ 失眠

◆ 清晨恐惧感

◆ 抑郁

◆ 丧失信心

◆ 与人交流困难

◆ 回家困难

◆ 忧虑

如果强迫症患者同时还患有神经衰弱，那么他就会表现出反复的、强迫性的、令人苦恼的想法或行为。患者可能有不止一种这样的想法或行为，同时疲劳可能会使他处于一种极易受影响的状态，以致任何讨厌的想法都可能缠上他并成为他的一种强迫观念。

根据我的经验，强迫症有 3 种主要类型。第一种类型的强迫症仅仅是重复某种行为的习惯，这些行为本身并不可怕，让患者感到害怕的只是这种不断重复的状态。举例来说，患者由于害怕感染细菌而养成了反复洗手的习惯，而反复洗手这个行为并不可怕。第二种相比起来则要可怕得多，例如一位母亲常常会有那种担心自己伤害到孩子的强迫想法。第三种类型，许多神经症患者都有，他们的注意力完全集中在自己和自己的病上面。

第一种类型的强迫症

一个因害怕感染细菌而不停洗手的人，最后会像担心凭空想象出来的细菌一样担心自己所处的强迫状态。这种类型的强迫症大都如此。患者大脑的一部分似乎已失去了自由思考的能力，他被某种特定的想法搞得精疲力竭，以致无法理智地思考问题，这会让他感到害怕。医生或许可以给他带来片刻的平静，但用不了多久，从前的那种习惯想法和恐惧就会卷土重来，占据他的思想，而大脑极度疲劳也使他无法长时间地从其他角度看问题。服从于强迫的想法或行为并不会引发上述的疲劳，一个人如果愿意洗手，那么他洗上一整天也不会感到疲劳。如果反复洗手会让他觉得紧张、焦虑、易怒和绝望，那么他就会感到疲劳。这种紧张、焦虑、易怒和绝望正是令大脑变得疲惫和僵化的第二种恐惧。这种恐惧会让患者变得非常敏感，以致第一种恐惧——对细菌的恐惧——也成了一个令他想不通的问题。对细菌的恐惧不一定有更深层的原因，也不一定非要找到原因才能治愈。

患有这种强迫症的人总会犯这样的错误：试图去对抗它、停止它、忘记它。然而这样做的话，他永远都不可能治愈它，因为当他在战斗的时候，他就是在强化强迫行为，让它更深刻地印在自己的脑海里。

如果你患有这种类型的强迫症，你就必须接受这样一个事实，即它会在未来一段时间内继续困扰着你，这是由你的敏感状态所决定的。但是如果你试着不为自己的状态所困扰，不加剧这第二种恐惧，你就能渐渐地摆脱紧张，消除疲惫，脱离那种敏感的状态。当你决定试着去接受自己的强迫症时，你会感到一种内心的平静，强迫症也就不那么可怕了。接受的心态能够消除强迫症噩梦般的属性。而随着第二种恐惧的消失，你的大脑就得以恢复，你也才能更加冷静地看待第一种恐惧。无论它是什么，你最终都能够客观地加以对待。

第二种类型的强迫症

就像我前面说的那样，这种类型的强迫症相对于第一种来说更容易引起患者的恐惧。例如，在母亲担心自己可能会伤害到孩子的强迫想法里，就存在真正的恐慌，而了解这种类型的强迫症产生的方式，则是治愈它的关键。我曾不止一次地作出解释，敏感的人会对任何令他不安的想法作出极为强烈的反应，以致他的情绪和那种想法的重要性会形成极大的反差。当一位患有神经症的母亲头一次产生自己可能会伤害到孩子的想法时，她就会感到极大的恐慌，以致自己的脑子变得一片空白。她不会在等恐慌结束后这么想："哦，是的，我绝不能那样做。"如果她真的这么想的话，她还有可能渡过恐慌并忘掉这件事情。但如果不那么想，她就会感到害怕，并担心这种恐慌会再次发作。然而，她如此关注和害怕，恐慌必然会再次发作，而每次恐慌发作时，她都会重复第一次的错误，以致这样的想法和感觉最终会成为她的强迫症状。

如果你患有这种类型的强迫症，你首先必须明白这种强烈反应缘于你敏感的状态。这种状态不可能在一夜之间消除，你必须暂时接受自己现在的样子。其次，你必须做你第一次恐慌时没能做到的事情：试着去接受恐惧。与此同时你还必须试着去瞥见真相——你永远都不会做那种事情。你不过是被夸张的感觉和不实的想法误导了而已。你应该试着用一种真实、正确的观点去看待自己对恐惧的反应。开始时，你也许只能瞥见一眼真相，但是通过练习，真相会变得越来越清晰，直到你能够牢牢抓住它，从而使强迫观念渐渐地失去意义，最后被真实的观念所替代。

我知道这是一项非常困难的工作，也知道这样的患者需要医生反复的解释和经常性的支持与鼓励。如果医生能把每次交谈的内容录到磁带上，那将是对患者极大的帮助。患者可以把磁带带在身上，以便在需要的时候获得医生的帮助和指导，并接受他的鼓励。这种事情一天之内可能需要做很多次。

强迫症　在我的经验中，一个被强迫症折磨的人，总是能够理解——即使只是短暂地理解——关于强迫症的真相。例如，一个女人对她的房子被细菌污染的想法很着迷，而当我向她解释任何房子里都很难出现危险的细菌时，她是可以瞥见真相的。我从她的房间、冰箱、自来水，以及排水管周围取了一些污物，然后用这些污物进行培养，结果都是阴性的。

当她看到这些结果时，她意识到重复清扫（有时一天里要清扫 3 次）是没有必要的。

然而，我一离开，她对细菌的反应就变得再次强烈起来，她又一次陷入了强迫观念之中。

看到自己着迷背后的真相，我称之为"一瞥"。我通过教患者经常和有规律地练习瞥见来治愈他们的强迫症。为了做到这一点，他们静静地坐着（或站着，这无关紧要），思考他们的困扰，试着感受所有相关的恐惧；然后，就在要被淹没在恐惧中的那一刻，试着去一瞥痴迷背后的真相，或者仅仅瞥见另一个视角。

一开始，精神疲惫的人（痴迷会让已经疲惫不堪的大脑更加疲惫）可能每天只能瞥见一两次，但即使只瞥见一次，也能暴露出精神疲劳在玩的把戏，并显示对痴迷的生理反应是非常严重的——因为敏化作用（来自痴迷的持续紧张可能非常敏感），而不是因为这个想法的重要性或真实性。

第三种类型的强迫症

自省可能会造成极度的脑力疲劳，这种疲劳会使患者觉得自己的想法被限制在了自己身上，即使他努力地想对其他事情产生兴趣，脑力也会因为得不到足够的释放而不能如他所愿。他或许会试着去工作、聊天或者阅读，但不论干什么，他的思想都会时不时地转到自己身上。这让他不禁有了一种被限制在躯壳里的感觉，以致他只能意识到自己的所作所为，就像是不能将自己的思想和自己的行为分开似的。

如果陷入了这种境地，你应该这么做：

首先，要明白这种痴迷只是精神极度疲劳的一种症状。

其次，由着你的大脑去想，把那些想法，包括内省的想法当作正常思维的一部分去接受。想就想吧，不要为此感到不安，也别试着不去这么想。你可以练习在这么想的同时继续工作，直到最后这种思维习惯变得无足轻重。

要知道，这种脑力疲劳的状况会随着你的接受而慢慢消失，你并不会精神失常。很多在你之前的人都有过相同的感受，但是在采纳了我的建议后他们都得以康复。如果你能这么想，你所感受到的紧张和恐惧就会得到极大的缓解。你的思想会变得不那么自省，不那么僵硬，直到最后关于其他事物的一点点兴趣都能改变你的这种思维习惯。请记住，这种习惯会时不时地再次出现，这一点你必须明白。但是你肯定会找到应对的方法，而练习会让你应对得越来越轻松。

强迫症不过是由恐惧和疲劳引发的一种习惯。如果你能这么看，强迫症便不那么可怕了。恐惧一旦消失，留下的则只有记忆，而记忆是会被时间冲淡的。

一位患有这种类型强迫症的德国妇女就曾绘声绘色地向我描述过她是如何发作的，以及她的朋友是如何帮助她的。当她觉得一段令人烦躁的时期就要来临时，她便会跑到朋友那里说："它又来了，玛利亚，又开始了！"玛利亚回答说："让它来吧，安娜，不要抗争，随它怎么样，会过去的。"

通过消除引发疾病的原因，某些强迫症也可以被治愈。例如，有位感觉自己被强迫着穿过城市主干道的妇女，一次有机会出国待了 6 个月的时间。回来后，她高兴地发现自己的强迫症已经消失了。但是，尽管她消除了强迫症，但她并不明白自己是怎样做到这一点的，因而也就很容易再次患上强迫症。我希望能教会你理解强迫症，并在无须逃避的情况下让自己得以康复，这样才能确保你永远不受强迫症的侵袭。

所以，要治疗强迫症，你应该：

◆ 接受，而不是强迫自己忘记。

◆ 停止抗争。

◆ 探求其他看问题的方法。

◆ 耐心地等待。

这仍是我们最熟悉的恢复方式。

第24章

失 眠

夜晚来临时，一些神经衰弱患者的心情会比清晨时好很多，以至于他们几乎相信自己已经康复了。但有些神经衰弱患者则会害怕黑夜的来临。他们惶恐地躺在床上，浑身冒汗，脑子里飞快地闪过一些可怕的想法，同时等待着镇静剂发挥作用，以便自己能平静下来。他们害怕一个人待在房子里，也害怕关灯。

如果你是这种状况，那么镇静剂确实是一个良方。不过，还有其他的一些方法能帮助你睡眠。

首先，你应该明白你的恐惧之所以让你感到害怕，仅仅是因为你的身体处于一种敏感的状态，这时你会作出夸张的反应，而在正常情况下，你只会感到轻微的不安。实际上，你的问题并不像你疲惫的身体让你感觉到的那样可怕。如果想到这些问题并不会让你觉得不安，那么你还是可以应付它们的。所以，你应该努力去看清恐慌的本质，它不过是疲惫的神经系统产生的过激反应，而不一定是你的问题严重性的表现。你应该让自己尽可能舒服地躺在床上并尽量放松，然后去研究一下恐慌的感觉，并作好准备等待着它侵袭你的全身。要放松，坦然地面对，不要逃避或试图加以控制。

如果你能做到这一点，你就会发现恐慌变成了肚子里面的一种灼热、酸痛的感觉。这种感觉你很快就能适应，以至于它还没有消失你就已经进入了梦乡。

或许你的某些想法是引起恐慌的原因，也或许恐慌根本没有任何明显的原因。如果你的想法是起因的话，那么你应该认识到它们虽然充满了恐惧、形同猛兽，但仍然只是一些想法而已。让它们飘走吧！放开它们，让它们去，不要抓住它们不放。

当你决定面对恐慌并将它看个明白时，你会感到某种安慰，而这又会让你感到放松并给你带来些许的平静。之所以说"些许的"平静，是因为一开始你可能察觉不到自己的感觉方式有多大变化。尽管你从心理上接受了，但身体可能会延迟一段时间才会作出反应。不过，你也可能惊奇地发现自己感到了极大的放松，以至于你能够注意到自身以外的其他事情。

对我而言，说放松和接受是很容易的，不过我知道，要让一个紧张、惶恐的人放松下来却是一件很难的事。但这确实可以做到。记住，之所以发生恐慌是因为你的神经对它过于敏感。发作了一次之后，你会更加害怕下一次，所以恐慌才会显得一次比一次强烈。但如果你放松下来，对它加以分析（就像我在前一章里建议的那样）并暂时容忍它的出现，你的内心便会平静下来，从而打破"发作—恐慌—再次发作"的恶性循环。

如果未解决的问题加重了你的失眠，那么你必须采取行动，着手解决这些问题或寻找一种折中的方案。具体怎么做，我在前面的章节里已给出了建议。失眠不会凭空消失，你必须制订计划，采取行动，至少也要处理一下自己的主要问题。犹豫不决和内心矛盾会使你成为恐惧和疲劳侵扰的对象，你可能会觉得自己的大脑变得像水一样软弱。在作决定时，它可能会忽左忽右，摇摆不定，直到最后你大汗淋漓地倒在床上时，它仍在左右徘徊，举棋不定。这种犹豫不决正是你易受恐慌和失眠袭扰的原因。因此，必要时你必须确立一种固定的观点，这样大脑才能得到休息并进入睡眠。

如何放松

有很多关于如何放松的文章，因此，我在这里只想概括地介绍一种简单的方法。这种方法可以说是其他大多数方法的核心。

首先，请舒服地躺在床上，并保证被褥不要太重；然后，从脚开始，依次想象着自己的腿、腰、胸、颈、头、臂、手像灌了铅似的陷入床垫中。别忘了这个过程也包括你的下巴和舌头。

当你第一次放松到自己的腹部时，你会感觉到脉动，这种感觉要比你紧张地控制它的时候更强烈，但你要知道这种脉动不过是主动脉往腿里泵血时的搏动而已。如果你用手按压腹部，你就能感觉到这条动脉的搏动。这样的搏动保证了你的生命的延续，为什么要为这种正常而且必要的现象感到不安呢？难道仅仅是因为紧张导致了它跳动得更加有力，从而使你更清晰地感觉到它的存在不成？

另外，你耳朵里"砰砰"的噪声也是血液流经头部一条较大的动脉时形成的。如果听到这种声音，请不要拿枕头盖住耳朵，你应该对自己说："那是我的生命线，很好！就算今晚它的声响大了点，那又有什么好担心的呢？"放松，让它去跳，最后它会安静下来的。

头　鸣

有些人抱怨说，就在他们即将入睡的时候，脑子里会出现类似枪响的噪声。如果你听见过这样的声响，你应该感到高兴才对，因为这表明你紧张的肌肉正在放松，你很快就可以入睡了。

还有些人感觉自己的头就像钟摆似的在枕头上来回摇动。

这也是即将入睡的一种表现，你不妨躺在枕头上让它摇好了。你可以在摇动的同时进入梦乡，这不会给你的头部带来任何伤害，这只是疲劳引起的平衡系统的暂时紊乱罢了。

倾　听

还有一种方法可以帮助你睡眠。有时，疲倦的大脑会变得过分活跃，这很烦人，你可以利用大脑的接收区让这种过度的活动平静下来。也就是说，你可以去倾听，躺在床上倾听外面的声音。这时，你的脑子里可能会冒出各种各样的想法，但它们不会像主动思考时那样清晰，也不会是那种富有条理和感情色彩的想法。当我在经历了一天颇有压力的工作之后，躺在床上，想要重温一下一天发生的事情或者计划一下第二天的活动时，也会这么做。在经过训练之后，现在我已经可以什么都不想地躺下来倾听很长时间。如果你也这样做了，那么睡眠最终会降临到你的身上。另外，众所周知的数羊法也是利用了相同的原理：当我们看着想象中的绵羊时，我们利用的是大脑的视觉接收区，而此时大脑中负责思考的区域就得到了休息。不过这种方法很难让多数人感到满意，而经过练习，倾听外界声音的方法则会有效得多。

当然了，我也知道有些人的神经非常兴奋，他们受不了紧张和压力的折磨。对他们来说，上述方法见效太慢，如果不能很快入睡，第二天就会更加疲惫。这些人需要的是一种快速有效的镇静剂，就此他们应该向医生进行咨询。

但我要强调一点：单凭镇静剂是无法治愈疾病的。患者必须作好接受和飘然的准备，必须解决自己的问题或找到折中的方案，必须明白使用镇静剂只是眼下的权宜之计，其主要是为了克服由长时间的痛苦和抗争引发的紧张感。

拼图游戏

神经衰弱患者都有晚上不睡觉、躺在床上"解决问题"的习惯。他们耗尽心思地想搞清楚白天为什么会发生这样或那样的事情，要如何做才能避免这些事情。我记得有天夜里一位妇女来我这儿，眼睛因激动而发出明亮的光芒。她跟我说："我找到答案了。我知道我的胳膊为什么疼，我为什么睡不着了。我白天打字太多了，我不该这样。"她花了几个小时得出的就是这个答案。

所以，不要躺在床上试图将崩溃的神经重新拼凑在一起，就好像是在玩拼图游戏似的。这样做只会让你感到不必要的兴奋与不安，因为每晚的拼图都截然不同。其实你并不需要这样一点点地找回健康，你可以练习有意识地无所作为。晚上当你把头放在枕头上时，请试着去接受一切并飘然进入梦乡。如果你这样做了，就算白天打了再多的字，晚上你也照样睡得着。

孩　子

一位患有神经症且带着孩子的母亲会发现自己很难得到充足的睡眠。孩子们经常会在她即将入睡的时候醒来并闹着要她照顾。在这种情况下，这样的噪声可能会使本已紧张的她产生触电般的痛苦反应，以致她会猛地一下从睡眠中惊醒。

我会告诉患者的丈夫，不受打扰的睡眠对他的妻子有什么样的好处，并强调神经衰弱的女人没有义务去照看孩子，尤其是在夜里。不幸的是，有些男人很难被说服，只要妻子勉强还可以，他就不会让她停下来。这不难理解，因为她们看上去可能并没有太大的不适，只是脾气有些暴躁而已。由此说来，要让他们给妻子找个帮手就更难了。试想，如果没有丰厚的报酬，谁又愿意去照看别人的孩子呢？而就算有人愿意，他们又该去哪里筹借这笔钱呢？天知道他们为自己的妻子花了多少钱。

对于这种情况，公立医院的社会服务人员能够给予极大的帮助。在一些城市里，医生甚至可以要求紧急家政服务部门提供免费的服务。不过，我通常还是建议患病的母亲在可能的情况下离开 2 个月（不是 1 个月）的时间。同时，她也要明白，这样做并不是"弃船而逃"。

如果做母亲的没办法离开家或得到帮助，那么她别无选择，只能尽量少些烦恼，接受命运的安排。她应该明白，频繁地起身看孩子并不会让她彻夜失眠，失眠的真正原因在于她的心态，在于她照看完孩子后恨不得把身边睡得香的人一个个五马分尸的愤怒状态。

除了自己要坦然接受外，患病的家庭主妇还可以得到亲戚、邻里以及镇静剂的帮助。这些因素能够创造奇迹，这是我亲眼见到过的。现在，她们还可以从这本书中获得帮助。

其他奇怪的障碍

还有一些奇怪的障碍也会影响患者入睡。如果患者已经连续几个晚上失眠，并感觉再也承受不了又一个失眠的夜晚的话，那么他希望入睡的强烈欲望会让他变得更加紧张、更为焦虑，从而也更难以入睡。

以下强调的治疗原则将能处理上述的各种情况：尽量放松，接受各种奇怪的状况，比如失眠、心悸、紧张、出汗、恐慌等。记住，这些现象掩盖不了人要睡觉的自然法则。睡眠就在这背后不远的地方游荡，即使紧张也无法阻止它的到来。另外你还要记住，即使今晚你睡不着，明晚或后天晚上你一定会睡着。

睡眠迟早是要到来的。几千年来人类一贯是在晚上睡觉，这种习惯不是你个人所能改变的。

不过，我也并不是说你应该清醒地躺上几个小时以等待睡眠的来临。较为明智的做法是按医嘱服用镇静剂以避免长时间紧张。在等待镇静剂发生效力期间，你可以试着培养上述的心态。即便在你有所好转并开始停用镇静剂之后，这样的心态也还是需要保持的。最后请记住，服用镇静剂必须遵从医嘱。

综上所述，为了促进睡眠，你应该：

◆ 明白你的恐惧之所以让你感到害怕，是因为你的身体正处于一种敏感的状态。

◆ 放松，任恐惧传遍全身，由它发作，不要逃避。

◆ 认清恐慌常常由想法而起，不要被这些想法蒙骗。

◆ 尽快解决你的问题，必要的话可以征求他人的意见。

◆ 记住头鸣不会造成任何伤害。

◆ 如果你的大脑过于兴奋，请躺下来倾听外面的声音。

◆ 不要试图在晚上解决问题，这会让你变得兴奋。你应该练习聪明的"不为"，然后放松并去接受。

◆ 白天即使做得再多，晚上躺在床上时也不要劳神担忧。

◆ 记住：人类的睡眠习惯不是你个人所能改变的。不要担心服用镇静剂，但一定要遵从医嘱。

第 25 章

清 晨 恐 惧 感

　　清晨醒来的那一刻需要我们给予特别的关注。对于大多数神经衰弱的患者来说，这是一天中状态最糟的时候。不仅因为从此开始他们将面对新的一天，更令人失望的是，它无法实现前一晚的预期。有些时候患者的感觉会相对好一些，以至于到了晚上他们会以为自己真的开始恢复了。于是他们便满怀欣喜与憧憬地上了床，不料第二天清晨醒来时却发现前一天的进步似乎只是个梦而已。

　　这种急转直下的可怕局面为什么总是在清晨出现？这确实有点奇怪。患者感到失望和困惑，是因为前一天睡觉前他们还是高高兴兴的，怎么第二天醒来时情况就全变了呢？迎接他们的还是和过去一样沉重的心跳，一样抑郁的心情，以及一样翻动的肠胃，同样还是他们难以面对的新的一天，他们同样希望"关掉自己的电源"，将毯子蒙到头上。这种情况就好比清晨

194

滞后于身体恢复的步伐似的。

要为清晨恐惧感找到一种令人满意的解释，并非一件容易的事情。清晨恐惧感可能是由意识恢复的速度快于防御机制重启的速度引发的。也就是说，虽然你在睡梦中忘掉了现实的世界，但在你醒来的那一刻，随之而来的严酷现实可能会重重地给你当头一棒，以致你还没有来得及挽救，你的心情就已沉入谷底了。或者也可能是因为睡眠使过于疲劳的身体放松得过了头，以致患者会像紧张的时候一样感到难以忍受。但不管怎样，只要你清晨醒来时感觉这个世界还不算太糟，那么你就一定是在恢复了。关于这一点，我还是有把握的。清晨醒来时感到痛苦是可以理解的，甚至是可以预料的，但是不要将其夸大，也不要被其吓倒。清晨的不适应不一定意味着你会一整天都难受。

醒来后立即起床

为了应对清晨的这种恐惧感，你必须在醒来之后及早起床。躺着的时间越长，你就越难摆脱痛苦。我完全理解早起有多么困难，但这并非不能做到，尽管这可能意味着你要强打着精神下床。一位妇女曾说："我是从床上蹦下来的。"但对于神经衰弱患者来说，这几乎是一件不可能做到的事情。如果你能一睁眼就慢慢地下床，然后冲个澡，沏杯茶，那也就够了。此外，轻快的音乐也有助于你摆脱清晨的郁闷，所以你可以放一台收音机在自己的床边。或许你的家人并不欣赏这种清晨的"听觉盛宴"，但如果他们知道这是你治疗计划的一部分的话，他们通常还是会合作的。

听过音乐、冲完澡、喝过茶之后，你可以安安静静地躺在床上等着家人醒来。或许你更愿意出去散散步，而不是躺在床上。这样更好。关键是你一醒来之后要赶快找点事做，这样清晨的抑郁才不至于变得难以消除。做过这些事情之后，你就没有那么容易再次感到抑郁了，至少你不会像蒙头躺在床上时那么脆弱和不堪一击。所以，在你还不能轻松地醒来并安静地躺在床上之前，请作好准备以这种方式迎接清晨的到来。

我曾劝说一位年轻的妇女在醒来后赶紧起床，但她却反驳说："我身体的各项机能还没开始运转，怎么能够下床呢？为了让它们转起来，有时我得花上好几个小时的时间！"我告诉她，要想使"身体的机能"快速运转起来，她必须命令自己，而不是诱导自己，特别是不能一味地躺在床上哄自己。不可否认的是，最初醒来的半个小时可能会给患者造成致命的打击，而大部分人也都是在这段时间内开始退缩的。但是，如果你能够赶快起床，那么过一会儿情况就会有所好转。

所以，不要为了让自己多躺一会儿而寻找任何借口，睡醒了就赶快起床。

找人陪伴

醒来时和某个志趣相投的人说说话对你来说是个巨大的安慰，所以不要觉得和家里的某个人同睡一间屋子是懦夫的行为。其实这是很好的治疗方法，我有时也建议患者这么做。醒来后看见另外一个人会让你觉得真实和踏实，而几句寒暄则能让困惑的大脑倍感安慰。

不管怎么样，你至少应该把床放在一个合适的位置上，以便醒来时能够看看窗外，而不至于非要盯着天花板上的某一点或挂在门后的某件旧睡衣。看看外面活动的事物，哪怕只是一根树枝，都能够分散你的注意力，进而帮助你恢复正常的感觉。

清晨镇静剂

如果你在凌晨 4 点左右醒来，那么你将很难决定是再吃一粒镇静剂，还是起床活动，抑或是躺在那里干着急。不过就算是家人愿意忍受凌晨时分的骚动，4 点钟起床对你来说还是太早了一点，因为在其他人起床之前你还会有几个小时的时间需要打发。所以在这种情况下，我通常会建议患者再服用一些镇静剂。我一般会让患者再服 1 粒，这样药力既能很快发挥作用，又不会留下太多后遗症。即便你不能再次入睡，药片也会让你平静下来，使你能够轻松地躺下来等待天亮。注意，虽然我建议你一醒来就起床，但并不是要你在月亮还挂在空中、猫头鹰还立在篱笆上的时候就这么做。

在那些凌晨，一切都那么安静　对于一个在凌晨醒来的紧张不安的人来说，安静似乎是一种威胁。即使是清晨垃圾车的声音也很受欢迎，因为这说明至少有人还活着！而且，在屋子里听到动静，尤其是杯子和茶碟的叮当声，才能放松下来。

我曾向一位来自乡下的患者提及清晨的宁静。她笑着说："哦，医生，你显然从来没有在乡下生活过！在我们那里，你会听到动物的声音，以及在破晓的时候，沉重的靴子在厨房里踩来踩去的声音！"也许此时此刻，沉重的靴子声正在安慰着某个人。

在固定的时间（例如每周 1 次或 2 次）定期出现的噪声，可以作为衡量进步与否的标准。每星期二，当垃圾车声响起时，嘎嘎作响的垃圾桶或者带来希望，或者带来"又一个血腥的星期二"的绝望。

有时候，一大早醒来的人会迫不及待地想要回去睡觉，把等待的时间抹去，这样他反而会变得更加清醒。

在我看来，神经症患者会经历这样一个阶段——早晨醒来时必须服用镇静剂。如果患者感到焦躁不安，与其让他在痛苦中耗尽精力，还不如让他将早起时孤独的痛苦拒之门外——因为前一分钟还能忍受，下一分钟就会不堪重负。

然而，晚一点醒来——大约 5 点或更晚——就没有时间吃药了。这时候最好马上起床，听收音机、看书、喝一杯热饮。如果在 5 点或 5 点之后服用镇静剂，那么当你起床后面对新的一天的时候，你会感觉身体更加沉重。

变换视野

变换卧室、改变床的位置甚至更换窗帘也能起到积极的作用，对此你可能会感到惊讶。如果每天清晨醒来时你看到的都是同样熟悉得已不能再熟悉的事物，那么你可能会清楚地想起自己在过去的清晨里所遭受的一切，以致你还没来得及作出反应就已被拖入了痛苦的泥潭而无法自拔。而变化——即使是上述那些细小的变化——会使你有焕然一新的感觉。正如前面我说过的那样，变化就像是轻微的电击，它能暂时吸引你的注意力，让你将视线从自己身上挪开，从而帮助你恢复正常的感觉。这样的缓解即使短暂，也会让你感到振奋与鼓舞。

所以，如果你清晨醒来感到自己有那种可怕的感觉，那么请：

◆ 立即起床，冲个澡，喝杯热饮，听听收音机里欢快的音乐，如果时间允许的话，再出去散散步。

◆ 别太执着于必须躺在床上等着"身体的机能运转起来"。自己下床，它们就会运转起来。

◆ 变换床的位置，以便你醒来时能够看到外面。

◆ 可能的话换个卧室，至少也要时不时地挪挪家具，改变一下房间的布局。

◆ 最重要的是，接受现实，不要因为清晨感觉不好而沮丧，应该耐心地等待情况好转。记住，清晨的不适并不一定意味着你会一整天都难受。

第 26 章

抑　郁

　　一个人如果连续几个月受到恐惧和内心冲突的折磨，他可能会因为情绪上的疲劳而变得漠然，对周围的事物不闻不问；或者他也可能会感受到一种强大的、令人绝望的抑郁，这种抑郁会在胃里形成一种令人非常不舒服的沉重感。据说胃是人体最敏感的器官，如果其他器官出了问题，它会哭泣。自然，它也是抑郁作用的焦点。

　　抑郁是神经衰弱最严重的表现之一，因为它夺走了太多人恢复健康的希望。但是，仍然有许多人能够摆脱抑郁的影响，对恢复健康继续抱有希望。我向这些人保证，无论抑郁多么严重，他们都能够康复，而且是在无须电击治疗的情况下得以康复。不过，对于那些已经彻底丧失希望的人来说，电击治疗通常还是需要的。为了避免患者误以为我是在建议对所有的抑郁患者进行电击治疗，我想赶快重申一点：尽管你可能很抑郁，但只要你愿意，你就可以不借助电击治疗得以康复。关于这一点，请不要再有任何的误解了。

另外，新型的抗抑郁药的效果也很好，但它和镇静剂一样需要医生的处方。

工 作

关于这一点，本书将在以后的章节里予以详细讨论。考虑到工作是治疗抑郁的主要手段，我还是希望在这里专门提一下这个问题。

如果你想康复，那么请找点事做，同时在白天离床远点。

我要强调的是，对于抑郁的人来说，和其他人一起做些事情意义重大。我曾经见到过这样的一些患者：他们本来就要痊愈了，但是由于突然间变得无事可做，他们的病情又急剧恶化了。所以，如果你感到抑郁，请不要坐等着身体康复，而应该努力地去充实每一天的生活。你必须制订一个有条理的计划，这样就知道未来的几天（最好是几个星期）自己该忙些什么了。不过，我发现要想说服患者的家人相信这一点的重要性的确是件困难的事。他们根本无法体会无所事事的 1 个小时对于一位神经衰弱患者来说是多么漫长。

由于过分关注自己，患者疲倦的大脑会注意到每一秒钟的流逝，以致1个小时在他看来似乎永无尽头，而紧张感也会在此期间加剧到令他几乎无法忍受的地步。这种情形会让医生感到非常恼火，因为他明明知道无所事事、紧张以及抑郁加在一起会造成极其可怕的后果，但由于无法取得家人的合作，他也只能眼睁睁地看着事情发生。

让外界事物吸引你的注意力是绝对必要的，只有这样时间才会过得快些，紧张和抑郁才能得以缓解。

日常一些小小的高兴事

一般来说，我们的正常情绪是由日常一些细小的、几乎注意不到的高兴事来维持的。例如，我们洗碗时可能会感到犹豫不决，不知道接下来该干什么，是铺床呢，还是去浇花？我们抚摸着自己喜欢的光滑瓷器，看到阳光照射在窗台上那盆绯红色的天竺葵上，心情也许豁然开朗；而当我们走进卧室，看到猫儿睡在床上时，心里也就不觉得像以前那样烦恼了。不过，神经衰弱患者却并不这样。就算把他们带到那种种满天竺葵的花园里，他们满脑子里想的也都是自己和自己的问题，以致丧失了观察外界事物和感悟细小乐趣的能力。

生活中有很多这样的细小乐趣能够帮助你振奋精神，未来也并非像你想象的那样一片黑暗。其实，并不是只有大的喜事才能帮助你找回生活的快乐，如果你善于发现，小事同样也能做到这一点。

独处时的孤寂

抑郁的人特别应该出门找些事做，明媚的阳光，广阔的天空以及没有围墙限制、可以自由活动的空间，都有助于他保持高昂的情绪并控制烦恼的扩散。由于没有内在的快乐源泉，抑郁的人几乎完全依赖外界环境为他提供快乐。对他而言，抑郁的气氛是难以忍受的。事实上，悲伤会使他作出过于激烈的反应，以致略微有些抑郁的场合在他看来都会是一出悲剧，而且这种反应来得还相当快。曾经有这样一位患有神经症的妇女，她在一个阴沉、有风的黄昏抵达了位于海边的度假胜地。当她从车里出来时，一阵海风挟带着哀伤的音乐向她袭来，那是当地的一个业余乐队在附近练习时发出的声音，与此同时，几只在她头顶上盘旋的乌鸦也发出了"呱、呱、呱"的不祥的叫声。那种抑郁的感觉来得如此突然、如此强烈，以致她感到自己的心一下子沉到了靴子底下。她说后来她晒了2天的太阳才得以从那种抑郁的心情中恢复过来。

抑郁的人可以去电影院看看电影，或者坐在热闹的商场或餐馆里吃顿饭，这样做的效果通常比一个人静静地休息要好。

欢乐的气氛和娱乐活动有助于患者保持高昂的兴致，防止他情绪低落。

暂时的缓解可能会凸显痛苦

一些神经衰弱的人不去看电影是有原因的。他们说电影院里的虚幻感觉，会让他们更清醒地意识到存在于自己身上的那种可怕的不真实感；还有一些人表示，听见那么多人开怀大笑，只会加重他们自己的孤独与痛苦；另外有一些人则认为，尽管他们可以暂时地沉醉于电影当中，但当影片结束后，他们又再次回到残酷的现实中并重新面对自己的衰弱时，会感受到一种强烈的反差与震撼，以致自己的疾病会显得更加严重、更加无药可救。暂时的缓解只会凸显他们的痛苦。

正是由于上述的这些奇怪感觉，神经衰弱才会变得令人迷惑并经常性地让患者感到痛苦。为了拨开迷雾，你必须迎上去面对这些感觉。别试图逃避，也不要反抗，更没有必要挖地三尺把这些感觉揪出来，你只需要接受，并等待着有一天自己可以毫无痛苦地面对这些感觉。记住，让你从暂时忘却痛苦的状态中清醒过来并给你重重一击的不过是你的想法。你是被自己的想法吓到了。不要这样！为什么偏偏要去想那些可怕的事情，而不试着想点愉快的事情呢？刚开始尝试这样做时，你可能会觉得很难，但经常练习就好了。不要总想着："天哪，该死的神经衰弱！难道我永远都摆脱不了了吗？"你可以这样想："我能够暂时忘却，这很好，总有一天我会彻底把它忘了。"要认识到神经衰弱主要是由一些可怕的想法发展而来的。通过练习，你可以飘然地将这些想法抛于脑后。

在短暂的忘却之后再次面对自己的衰弱，这或许是你每天都要经历的事情。但如果每次你都能抱着接受和希望的态度去面对，这个过程便会越来越轻松，神经衰弱本身也会渐渐得以缓解。不过，我并不是说你一定要面对神经衰弱的每一个让你感到恐惧或抑郁的细节。更明智的做法是，回避某些不快的体验，尤其是那些即使面对了也不会有任何益处的体验。例如，有位妇女在看电影时曾有过一次特别抑郁和不安的体验，以致现在连看一眼电影院的外墙都会引发她极度痛苦的反应。如果她尝试进电影院来"克服"这种感觉，那么情况只会更糟。

我告诉她，她的反应会这样剧烈，仅仅是因为她身体里与肾上腺素分泌有关的神经仍然太过敏感，但这并不意味着将来她看电影时也会产生相同的反应。尽管她有必要去面对、看清并飘然地克服那些她必须正视的恐惧，但在这个时候去电影院看电影并不会给她带来任何好处，所以在她的反应平静下来之前最好还是避开这样一些不必要的痛苦。但我要强调的一点是：

206

她必须明智地、充满希望地而不是心怀恐惧地避开这样的痛苦，同时要坚信这样的困扰最终只会成为她的一丝记忆。她必须明白目前的回避仅仅是为了防止正在愈合的伤口被重新撕开。如果她心怀恐惧地想要避开痛苦或者紧张万分地准备"与之抗争"，那么她是不会很快恢复的。你能理解上述两种方法之间的区别吗？要知道，这可是恢复健康的关键之一。

独自生活

健康的人们完全可以独自生活，因为他们能够精力充沛、兴趣盎然地参与周围的活动。然而，神经衰弱的人却无法忍受独自一人的生活，因为这会让他们感到极度悲伤和抑郁。如果你患有神经衰弱，那么我强烈建议你不要一个人生活。想办法离开家，与朋友们住在一起，或者干脆搬进寄养院，只要能和其他人一起生活，住什么地方都行。不过在搬出去住的同时，请不要作任何出让房屋的打算。等你身体康复了，你会对家产生不同的感觉。另外，安置新家也不是一件容易的事情，不要因为一时冲动而做出无法挽回的事情。

抑郁的是你，而不是整个世界

抑郁的人还应该记住，抑郁是内在极度疲劳的外在表现。

当你停止无谓的恐惧、抗争或逃避时，疲劳便会得以缓解，抑郁也会渐渐地消失。你现在的身体就像是一辆快放完电的汽车。如果你不停地发动汽车，电池就不会有充电的时间；但如果你能放松下来，而不是一味地担惊受怕，生活的乐趣就会重新注入你的身体。抑郁不会永远存在，所以你应该满怀希望地向前看并飘然地度过这段时期。

最重要的是，你必须记住抑郁的是你，让你感到害怕的并不是这个世界。抑郁就像流感一样，也是一种疾病，如果你给予配合，大自然同样也能将它治愈。不过和其他疾病不太一样的是，抑郁会形成一种恶性循环，它会让前一天的记忆成为后一天痛苦的开始，但你还是有能力摆脱这种恶性循环的。你可以说："虽然昨天情况很糟糕，今天也不一定会好多少，但只要我耐心等待，日子还是会一天一天好起来的。"如果你这样说了，而且心里也的确是这样想的，那么你便会看到奇迹发生。

记住：

◆ 无论你的抑郁有多么严重，它都能被治愈。

◆ 抑郁是暂时的。

◆ 新型的抗抑郁药对你是有帮助的。

◆ 白天离床远点，和其他人一样做些事情。

◆ 有计划地找点事做。

◆ 当暂时的缓解更凸显出你的痛苦时，请重新审视自己的想法并用希望代替绝望。

◆ 抑郁是一种病，大自然能够将它治愈。

◆

第 27 章
丧 失 信 心

　　神经崩溃的患者都不同程度地抱怨自己变得不自信了，许多人都说自己的状态极度不稳定，似乎都要人格分裂了。患者会产生这种感觉，其实是因为他一遇到一些细微的打击，就会遭受迅猛的情感刺激。在神经紧张的状态下，这种打击会让患者难以招架，从而导致他们不能够跳出现状看个清楚。还有，患者精神极度疲劳，并伴有头痛，于是就不能清晰顺畅地进行思考。所以患者平日里会没有想法、没有主见，而且易受影响，觉得自己内心没有一个可以依赖的地方，也没有一个前进的方向。于是，患者内心的情感、想法与行动之间原本和谐的状态被打破，以致他觉得只有"分裂"这个词能描述自己的状态。

　　在谈到神经衰弱的时候，一些老生常谈的谚语说得恰如其分。例如，"振作起来"这个词语能够非常传神地描述患者应该做的事情，这就好像是要把分散的人格碎片收集并重新拼凑起来，组成一个自信而又完整的自己。要做到这一点，必须克服本身性格上的缺陷，因为这缺陷也是促使神经衰弱的原因。恢复健康以后，患者就会成为一个更好的自己，于是也就能重拾信心。

有一位年轻的医生也来向我求助，由于一些家庭矛盾没有很好地解决，他对自己丧失了信心，从而导致了恐慌以及神经紧张，于是整日担心这会影响到自己的工作。平日简单的注射在他那里都成了一场艰辛的战斗。每天都处在这种战斗当中，终于有一天他承受不了了，意识到工作对他来说太繁重了。于是他内心感到恐慌，想要放弃从事医疗工作。他在向我述说的时候用的是"崩溃"这个词。

我向他解释了他所说的崩溃到底是怎么一回事，并且告诉他，他并不是不能胜任医生这个工作了，他还是完全可以的。不过前提是，不要在任何情况下都期望征服恐惧或者忧虑，要放松自己，告诉自己这只是暂时的，要使自己从当下的工作状态中飘出来。简单地说，尽最大努力去镇静地面对一切，对出现的任何结果都别太挑剔，要知道自己在这种状态下期望太高反而是一件愚蠢、不现实的事情。

隔了一段时间，这个年轻人就像变了一个人似的，他告诉我说："我学会飘然的技巧了。"重回工作岗位的头一天还是挺艰难的，他要给手术台上的患者注射一剂麻醉剂，但是在自己的那种状态下，完成这个任务显得十分困难。更糟糕的是，拿着手术刀的医生偏偏又转头跟他说："我告诉你，这位患者心脏可不好啊，小心点。"这位年轻医生在准备注射的那一刻想起了我说的话，他告诉自己："我能行，我会注射麻醉剂。"于是他甩掉了认为自己做不了的想法，相信自己刚才只是在胡思乱想，最后他顺利完成了注射。从此，他工作再也不成问题了。

我并不建议所有神经崩溃的患者都坚守工作岗位，尤其是身体状况和这位医生一样时，更应该休整休整。每个人的具体情况不一样，所以应该视情况而定，有时候暂时休息一段时间不上班反而是明智的选择。

如果你以前从来没有听过"分裂"这个词，千万不要被它吓到。其实患者人格并没有分裂，只是由于持续的紧张，引发与肾上腺素分泌有关的神经亢奋，而且思维也因为疲劳而变缓慢，于是造成了分裂的幻象。当患者情绪平稳下来的时候，很快就会从分裂的感觉中恢复过来。患者的这种情况只会持续一个非常短暂的阶段，过后信心和原本完整的自己都会回来，完整和信心是彼此依附的，并且两者都是在内心宁静的基础上才产生的。

阻碍从何而来？　康复过程中出现的阻碍通常分为两个阶段：首先，某些令人心烦的环境或者是不好的回忆刺激了患者的神经；其次，患者因以前神经症出现过的症状而高度紧张，于是就造成了康复之路上的一种阻碍。

由于神经的敏化作用，紧张和压力会引发许多——不一定是全部——以前的症状。患者如果清楚了解其产生的原因，并坦然接受，那么这些症状就会慢慢消退。但是，如果患者十分恐惧、紧张，并且想："又来了！我肯定又会像以前那样了！"这其实是给阻碍打开了方便之门。这就是因对阻碍的恐惧心理产生的又一层恐惧，而且是患者自己施加给自己的，它会把患者拉入阻碍的深渊。

就算患者明白症状的真相，而且也达到了不会因为这些症状的出现而不快的阶段，他的身体还是会对压力作出迅速而激烈的反应。因为身体适应的速度常常滞后于患者对疾病的理解与接受能力，所以提前为偶尔的敏感反应作好准备还是很有必要的。康复之路漫漫其修远，广大患者应上下而求索。

有了足够的面对阻碍、克服阻碍的经验，患者就会不那么害怕阻碍了，于是阻碍每次"光顾"之后，也会迅速撤退。其实在这时，阻碍也并不是阻碍了，它只是康复之路上必不可少的一种经历。

新感觉

一开始的时候，你或许只是纠结于自己的病症，无法信心百倍地按照书中所讲的方法去做。其实，我一开始最想得到的反馈就是患者能够下定决心按照书中所讲的尽力去做。你会发现这个决心本身就会给你带来一种新的感觉。起初，这种新感觉可能有些断断续续，还不是那么稳定，但是它毕竟也是一种新的感觉啊。当看到本书的方法起作用的时候，你恢复了信心，也能看到希望了。信心恢复的程度决定着康复的程度。请记住这一点：肌肉的力量来源于信心。

你或许会因为失败而一次又一次灰心丧气。不过，只要你不彻底放弃，还想要重拾信心继续前行的话，那些失望就都不重要。如果你坚持下去，终有一天，你会获得自己迫切需要的信心。只要你敢于面对神经衰弱产生的那些奇怪症状，并且怀着永不言败的决心，放松自己，坦然接受，信心就会自然而然地出现。我对一位女患者这样说的时候，她说："我怎么才能有永不言败的决心？"答案就是，只要你准备好坚持，你就永远不会被疾病打败。

时好时坏

康复之路上布满了一时的失败所铺就的荆棘。就像是穿越山前的片片丘陵，越过很多丘陵的下坡时，看似是在走下坡路，其实仍是在向着山顶前进，仍在攀登。康复之路上也会有这种起起伏伏的感觉，很是恼人。我记得一个年轻小伙子抱怨说："我受够了一会儿好点了，一会儿又糟糕透了的这种感觉，还不如让我一直糟糕下去算了！"

的确，有时候你认为自己已经渡过难关，并开始有所好转，可偏偏这时候又会出现一块绊脚石。你可能会因试图发现为什么出现这种情况而浪费很多精力。你可能会这样说："医生，上周真的是太开心了，绝对是我度过的最好的一周，但是周六、周日简直又糟透了，可以说是最糟糕的一个周末。为什么会这样呢？"

可能真的是有一些事情惹得患者烦恼，但是非要找出是什么原因吗？奇怪的是，患者好像事事都必须求个水落石出不可。实际上，最重要的是要有"明天会更好"的心态，尽管今天或者昨天都事事不顺。不要每天都想着自己要进步多少，满怀信心地前进会起到意想不到的效果，会带着你掠过昨天，度过今天，跨越明天，直到康复。

暂时出现的低谷是很容易理解的。对于一位神经衰弱的患者来说，过去有太多可怕的记忆，即使是一个小小的挫折，也会瞬间再次将患者吞没。甩掉那些记忆也需要时间，但经历过几次阻碍的迫害，患者若从中成功逃离出来，信心就会倍增。这样靠自己获得的信心，什么都不能夺走，自己也不会被未来的危险所吓倒。或许在某一刻失落的时候，信心似乎也不见了，但是只要想起以前的成功，不管那成功多么渺小，患者都会再次鼓起勇气爬起来，于是就会战胜阻碍。

所以，切记以下几点：

◆ 所谓的分裂不过是情感和心理疲劳所引起的身体过激

反应，以及由此造成的思维混乱和呆滞而已。

◆ 恢复会伴随着身体和心灵的安宁而到来。

◆ 信心是在屡败屡战中产生的。

◆ 康复之路虽然有起伏，但是大方向是上升的。

◆ 亲身经历之后所获得的信心是永远不会消失的。

◆

第 28 章

难以与人相处

大部分神经衰弱的患者不但抱怨信心的丧失，还抱怨自己与周围的世界脱节了。经常听到患者说："我和别人相处不了，我和他们似乎不在同一个世界。我多次努力地想融入他们的世界，但是都失败了。我是不是脑子有问题？"

普通人为自己的问题所困扰的时候，都没有精力注意到邻居家新买的小汽车，更别说神经衰弱的患者了，他们更没有心思去探究周围的事物。正是因为神经衰弱才让患者减少了对周围其他东西的兴趣，产生了与世界脱节的感觉。在和别人交谈的时候，他们的心思都在自己身上，当然很难与别人顺利交往。况且，神经衰弱的患者满心都是神经紧张造成的痛苦，当然不可能与无忧无虑的人产生共同话题。内心的苦楚把患者从正常的生活中拽了出来，只有在他的注意力再次回到生活中的时候，才会产生归属感。

急于踏入正常的生活轨道，也就是嫌弃恢复健康太慢，反而使失去归属感这种感觉更加突出。这个转变是一个渐进的过程，患者通常需要几个星期才能找到对日常生活的兴趣并融入进去。

情感"冻结"

患者与世界脱节的幻象太过严重，以致他们抱怨说自己好像对原本深爱的人没有感情了，甚至不爱自己的孩子了，似乎自己所有的情感都被吸尘器吸走了。其实，患者只是在费尽心思地想找到以前的感觉，但是失败了，于是把与世界脱节的感觉复杂化了而已。患者出现这种情况，是因为他们处于极度恐惧状态的时间太长了。

患者不应去寻找或者逼迫自己表现出正常的情感，而应该静等原本的情感自动恢复，因为它们必定会恢复的。就像是原本的情感"冻结"了，只需等着冰块融化就好了。有位女士极力抱怨自己与丈夫和孩子已经好几个月没有贴心交流过。在她离家进行了6周治疗后，家人们打算来看望她。听到这个消息后，她立刻就开始担心自己对亲人的爱意是否有所增加。我告诉她，这完全是在小题大做。她认为已经与家人长时间没有亲密联系过了，这种思想已经扎根了，所以在短短6个星期里要改变是不太可能的，尤其是她现在急于改变，更是不可能了。她要做的就是等待，而不是亲人每次探访时都要求自己有所改变与进步。实际上，随着漫长的等待，患者就会慢慢地免受紧张和焦虑的折磨，最后惊奇地发现自己再次开心快乐起来。

怀疑别人对自己冷漠

由于出现了与家人的脱离感，神经衰弱患者就会无中生有地出现一些幻象。上面提到的那位患者曾说，自己在不能够和家人交心的同时，也幻想过孩子们不再需要自己，甚至没有自己会过得更好。如果给她足够多的时间，她可能会把自己投射到各种奇怪的臆想中去。

我指出，孩子们的表现像镜子一样，恰恰反映了她的行为。因为她过于在意，同时也让孩子们自己在意他们所说和所做的一切，而这看起来非常怪异，所以孩子们也会表现出疏远。如果她能正常地做妈妈平常做的事情，比如辅导功课、与孩子的伙伴们聊聊天，不再追究孩子们的想法以及和自己的互动，孩子们很快就会变回原来的样子，这也是他们最想要的。

关系过于紧密

和与家人脱节相比，一些患有神经症的母亲抱怨说，她们太在意家庭了。她们说："妈妈生病了，却还要关心全家人开心与否，这太不公平了。为什么所有人都得靠我？为什么他们不能换位思考一下，也照顾照顾我？我一旦生病，他们就全都垮了！"

答案其实很简单。在妈妈没有生病的时候，她就是家庭的主心骨；一旦妈妈生病了，家里的主心骨就倒下了，其他人都指望着妈妈能够把一切都摆平。这已经形成习惯了，所以他们根本不会换位思考，试着靠自己让整个家庭运转起来。他们只会唉声叹气，等着妈妈摇摇篮的那双手再次摇起来。我问过一个妈妈生病了的小女孩："冰箱里有那么多吃的，你为什么还要发牢骚呢？"她回答说："我不喜欢自己去冰箱里拿东西吃，我喜欢妈妈陪着我吃东西！"妈妈没生病的时候，就陪着小女孩吃饭，这也是妈妈的意愿；生病以后，要女儿吃饭仍是妈妈的生活，但这结果也是妈妈一手造成的！

别人在背后议论自己

神经衰弱患者因为与周围的世界有脱节感，所以会十分敏感和多疑。他们会觉得朋友在背后议论自己。有时候朋友确实是在议论，但是，朋友是因为看到他们疲惫的面容、凌乱的外表，以及平日里做什么事都心不在焉的样子而担心。所以，患者往往往会觉得再次推开刚刚走出来的房间的门时，朋友们的谈话就会因为自己的出现戛然而止。

不要被别人对自己的冷淡——而这往往是自己臆想的——所困扰，也不要去考虑什么原因，就大方地耸耸肩，告诉自己："我才不会蠢到被疾病耍得团团转，到了一定的时间，一切都会好起来的。"

让我们以时间为坐骑，朝着康复的目的地出发！

所以：

◆ 当你走在大街上，怀疑自己和路人是否处在同一个世界的时候，请记着，当你不再关注自己的那个恐怖的世界的时候，你就会和大家同步了。

◆ 不要强迫自己表露出正常的感情，要耐心等待，相信自己慢慢就会恢复。

◆ 如果觉得别人看不惯自己，试着耸耸肩，不要在意就好。

第 29 章

回 家 困 难

为了使患者尽快康复，我们通常会建议他换个环境。然而，当患者恢复得足够好时，他又将面临重返故居的问题。或许你正处于这种困境，回家的想法就像乌云一样笼罩在你的心头。你会想："我回家后会怎样？会复发吗？"如果之前你一直都用接受和飘然的方法进行恢复，那么你一定清楚地知道该怎么做，因为同样的原则在这里依然适用。千万不要抗争，不要过分关注自己的感觉，也不要一个劲儿地问自己："我是这样的吗？我是那样的吗？"

初次回到家后的感觉怎样其实并不重要。你的感受肯定是非常复杂的。你会感到既兴奋又害怕，兴奋的是自己又回到了所爱的人中间，同时害怕再次看到曾让你备受折磨的地方，害怕自己会让家人失望，也害怕自己再次犯病。要知道所有这些感觉都不是一成不变的，因此也没有哪种感觉是真正重要的。

承认它们的存在，但不要把它们看得太重。这种复杂的感觉可能会持续存在一段时间，对此你应该予以接受。再说谁又能不这样呢？你可以和某个善解人意的家庭成员谈谈自己的感受，将恐惧说出来有助于你快速地消除恐惧。但是，你心里应该明白，只有心甘情愿地接受，所有这些奇怪的想法才会慢慢消失。你已经体会到了接受在平息神经衰弱的各种过激反应方面所起的作用。同样，它也会平息你的这种焦虑感。

不管回家前你曾下过多少次决心，头一次回家你还是有可能感到情况不妙。你可能会被留在家里，独自待上一整天，这与治疗期间的境遇相比可谓是大相径庭。另外，尽管你对回家后可能被勾起的痛苦记忆已经有了心理准备，但与它们实实在在地接触还是会让你感到出奇地不安，以致你都分辨不出现实与记忆的区别。所以，当你从一个房间走到另一个房间，不断被痛苦的记忆侵袭时，你可能会感到恐慌，以为自己又开始"倒退"了。你会想："为什么一回家我就高兴不起来了？它为什么要这样对我？我现在的情况还不如以前，以前不在家时感觉反而好得多。我到底怎么了？"

其实，家仍然是你所爱的那个家，但它同时也是一个曾让你倍感痛苦的地方，而这种痛苦一般人是不可能轻易忘掉的。还记得那位说自己一个人撑不住的妇女吗？在经过一个假期的调整后，她最终还是康复了。她在电话里高兴地对我说，她感觉非常好，并准备第二天来看我。第二天她来了，我发现她的气色确实不错，但并不像前一天听上去的那样精神焕发。实际上，她的面容还显示出了几分从前的恐惧。于是我问："你是不是发现自己坐在这把熟悉的椅子上时，过去的恐惧又都回来了，所以你感到很吃惊？"她回答说："在这之前它们就回来了。当我一踏上楼梯时，它们就回来了。我这是怎么了？"

我告诉她："如果你能马上消除伴随爬楼梯而来的痛苦记忆，那么你就成魔术师了。不过你应该明白，这些仅仅是记忆，别被它们吓住了。飘然地渡过这一关，下一次再来时你就会惊奇地发现，爬楼梯容易多了。"我的话让她感到安慰，她听完后高兴地走开了。

所以，如果你面临着类似的困境，那么请接受最初返家时你可能会被痛苦的记忆困扰的现实，飘然地放开它们，与此同时告诉自己，随着时光的流逝，这些记忆会渐渐淡去，直到最后被快乐的记忆所取代。与此同时，知道自己正在康复也会让你感到高兴和宽慰，并有助于你忘记过去的痛苦。最初，你会觉得安静地坐下来与朋友交谈简直是个奇迹，为此你会感到欣喜若狂。渐渐地，你会把它当作正常生活的一部分来看待，而这才是它本应有的属性。

有时（也许是在回到家几周，甚至几个月之后），就在你已经忘掉神经衰弱的厉害之处时，某些事物又可能会出其不意地让你回想起过去的一些感受。你的第一反应可能是害怕，心想："哦不，不要再来了！"但随后你会想到自己已经治愈了自己，并意识到如果需要，你还可以再次治愈自己。这样，你的恐惧就会得以平息。你会想："为什么要兀自烦恼，让这一切再次发生呢？"于是你不再烦恼，从而飘然地将那些让你感到不安的事物抛在脑后。

内在的自信就在你的心里，它像一块坚固的磐石，抵御着各种破坏性的暗示。同时，它也是你阻止神经衰弱复发的安全屏障。理解了问题的实质，你也就不再感到害怕。你知道自己是怎么患病的，同时也知道是怎么痊愈的。你永远也不会陷入那样的困惑了，因为你就是从那里出来的。

所以，你应该：

◆ 满怀信心地回家。

◆ 认清记忆与现实的差别。

◆ 不要被记忆吓倒。

再次面对令你患病的原因

当你从神经衰弱中恢复过来并准备回家时，你的家人告诉你说："家里的一切都变了，我们知道是哪些东西让你患病的，你再也不用看到它们了。"这时，你会感觉备受鼓舞，从而可以一路高歌地回家。不过更多的时候家人可能会说："你离开家已经好几个月了，现在应该好了吧？那么就赶紧回来吧。"与此同时，绝口不提改变家里陈设的事情。

远离问题的根源将使你的情绪有时间平静下来，这样当你再次想到自己的问题时，你的反应可能就不会那么剧烈了。你过敏的神经已经利用这段时间获得了某种"绝缘"的能力，从而使你能够摆脱困境。换句话说，就是与肾上腺素分泌有关的神经由于远离了问题的根源的不断刺激，而得以有时间从疲惫的状态中恢复过来，从而不再会因为你只是想到了自己的问题就作出过激的反应。你可以尽情地思考，而不用担心出现过多的异常感觉。

到目前为止，一切还算顺利，但仅仅做到平静回家和乐观地预期对你来说还不够。你还很脆弱，在你平静的外表背后，你正暗自担心这身新来的盔甲还能坚持多久。为安全起见，你必须带一份确切的行动计划回家，并且必须在回家之前确立一种自己能够接受的看问题的方式。

如果过去的痛苦严重得足以再次引发神经衰弱，如果回家后你仍要面对这种痛苦的根源，那么你回家肯定是有充足理由的，因为在正常情况下，人们都会朝着与自己的想法相反的方向疯狂逃避。

如果你回家仅仅是因为没有其他地方可去，或者是因为自

226

己没有钱，没有谋生的手段，也没有干不熟悉的工作的愿望——尽管这意味着你能平静地生活在家以外的地方，那么你得承认你并不是那种命运不济、备受迫害的可怜人，你不过是一个自暴自弃的俗人罢了，别把自己看得跟受难者一样。如果你能客观地看待自己并消除这种自怜的想法，你就不会觉得在家里有多难以忍受了。毕竟，如果你承认回家真的是自己的选择的话，一切也就显得不那么糟糕了。

举例来说，如果你是几个孩子的母亲，你的丈夫每晚都会在外面喝得酩酊大醉，那么你回家显然是因为你认定他在清醒的时候还是个不错的父亲，对孩子们来说家里有他要比没他好。因此，与其在他不回家的时候独自生气，还不如将他的饭放进微波炉里，并找点其他的事做。既然你选择要给孩子们一个家，那么就让家是个家吧，别把它变得像战场一样。你会发现，一旦你改变了看问题的方式，问题本身也会发生令人惊讶的变化。

所以：

◆ 要明白自己为什么回家。

◆ 将自己要回家的原因牢记在心。

◆ 不要自暴自弃，充分利用环境，改变环境。

第 30 章

忧　虑

阴影下的阴影

尽管正在康复的神经衰弱患者不会像过去那样感到害怕，但他却有可能继续受到忧虑的困扰，这让他感到困惑。他会想："为什么我还会有这种隐隐的忧虑呢，好像有什么可怕的事情就要发生似的？我现在已经没什么可担心的了，为什么还会有这种感觉呢？"

这种感觉极有可能出现在清晨醒来的时候，因为患者此时还来不及回想已有的积极因素，并使自己再次进入适应的状态。这是一种由长年累月的真实忧虑所引发的习惯性情绪，我们称之为"阴影下的阴影"。

这种感觉许多人都曾体会过，而在面临着各种危机的中年人中间，这种感觉更为常见。曾经把健康当儿戏的他们可能会在此时发现自己正面临着大病的威胁。这会让他们备受打击。另外，各种家庭问题也极有可能在这个时候出现端倪。他们可能需要照顾长期患病的父母，但最终仍无法挽回他们的生命，同时他们自己的家庭也进入了需要予以特别关注的时期。夜晚或黎明时分，他们可能会睡不着觉，因为他们正竖着耳朵等待钥匙开门的声音。这个时候各种烦恼可能会层出不穷，即便在没有烦恼的时候，他们也会觉得烦恼就在不远的地方等着他们。

其实，这样的感觉单凭接受和等待就可以消除，但是由于这种方法生效的速度太慢，以致患者会转而寻求医生的帮助。

患者常说她（患者通常是女性）的感觉比起真正的抑郁或不快要来得平淡得多。她做事很容易半途而废，有时她想："去看看爱丽丝（代指她的朋友、亲人，或其他和她关系密切的人）不是很好吗？"可一想到要洗澡、穿衣，她就又不想去了。如果爱丽丝这时突然冒出来，跟她说上几句话，她可能会觉得很高兴；但是要让她穿上衣服去赶巴士，她则会觉得太麻烦。对她来说，计划一件高兴的事情也是一种负担。

这样的患者有时甚至哭着出现在医生的面前，他们觉得自己真的是遇到了大麻烦。如何才能变回原来的自己呢？他们要疯了吗？还是说（希望如此）这就是"更年期"？

大部分患者在听到自己与许多经历过这个阶段的人相比没有什么不同之后，都会感到极大的放松。尤其让他们感到安慰的是，他们的问题只是一种情绪上的习惯，而不是某种精神上的问题，而且这样的问题是可以解决的。

如果你在恢复的过程中隐藏了某种你无法理解的忧虑，那么你仍然可以运用以前的方法来解决问题。你必须改掉事事担心的毛病。首先，你应该花些力气去看看"爱丽丝"。你必须打破常规，走出"阴影下的阴影"。而要做到这一点，最便捷的方法就是想象其他的事情，变换一下心情。一旦你尝试着让自己摆脱"阴影下的阴影"，你就会发现，正常的感觉不过近在咫尺。也许刚出门时你无法做到放松心情，就好像你乘坐的巴士要开往遥远的廷巴克图，你不得不担心一样。但是当你坐下来和"爱丽丝"聊天，她谈了半个小时而你谈了1个小时之后，你会惊讶地发现，自己已经感觉好多了，而在回去的路上，你甚至还会友好地站起身来给别人让座。

仅仅待在家里自言自语地消磨时光很难让你获得上述进步。你必须离开家，走出浓重的阴影，与其他人接触。许多中年妇女都会通过找一份临时的工作来帮助自己摆脱不好的感觉，她们的心情会随着每天环境的变化而越变越好，以至于这份临时工作会成为她们终生的职业。

另外，你也可以通过每天放纵一下来改变你的情绪模式。例如，有位家庭主妇就曾给一家杂志社投稿，描述了自己是如何通过一些小小的放纵来克服不良的情绪的。她说，当她看见摆放在摊前的紫罗兰时，她会一改往日的习惯，不是想着"要花这么多钱呀！太奢侈了！"而是会把它买下来，在一天的时间里着意地去欣赏它的美丽，停下来去闻一闻它的芬芳。通过刻意制造一些快乐的小插曲，她逐渐改变了自己的情绪反应方式。

你不妨也试试这样放纵一下自己，这样你就会再次习惯快乐的感觉，并让它逐渐代替焦虑。去尝试消除"阴影下的阴影"吧，同时别忘了生活中还有紫罗兰！

第 31 章

三大法宝：工作、勇气、信念

现在，你已经明白了神经衰弱不过是一种情绪和脑力上的疲劳，而恐惧通常是引发这种疲劳并使之持续的原因。我们大多数人在正常生活中都或多或少地有过这样的体会，所以我们明白神经衰弱不过是这种正常体验加剧后的表现而已。在我们身边并不存在急于将我们吞噬的魔鬼，也不存在一不留神就会跌落其中的万丈深渊，更不会有"过去之后就很难再康复"的所谓临界点。不论处在什么阶段，面临什么样的境地，只要我们不再恐惧，神经衰弱就可以被治愈。或许我们不能立即康复，但恢复的时间有可能会出奇地短。

你也许会觉得命运处处都在跟你作对，但你会高兴地认识到，不管命运如何，工作、勇气与信念这三大法宝永远都不会让你失望。

工 作

无事可做对于神经衰弱患者来说可能是一种折磨，这种时候，每一分每一秒在他看来都会变得漫长无比，以致他无力承受由此而来的紧张。他疲惫的大脑会焦虑地飞转，但同时又能注意到每一秒钟的流逝，即便是再严厉的自责也难以遏止。患者要脱离这种困境似乎成了不可能的事情，除非他能找到某种支撑疲惫的大脑得到稍许休息的东西。而与其他人一起从事某项工作就可以给予他最强有力的支持。不过，在从事一项工作之前，他必须不再为自己的问题而感到迷惑，同时也不能把工作看成是抗争的手段，否则他只会变得更加疲劳、更加迷惑。

患者必须首先为自己的问题找到某种解决或折中的办法，必要时还应该征求他人的意见；他必须准备好停止抗争，走向康复，并接受神经在他投入工作时跟他玩的各种把戏。

一个人一旦有事可做，他就能够将自己的大脑分成两个部分，一部分承受着过去的痛苦，而另一部分则开始接受并飘然地恢复。不过，承受痛苦的那部分大脑仍有可能继续遭受某种程度的痛苦，同时问题也可能会继续萦绕在它的背后。但是要记住，它仅仅是萦绕在背后而已。这个时候有事可做无疑是一件幸事，它吸引着患者的注意力，同时像一块夹板一样固定住了疲倦的大脑，并将原来痛苦的记忆替换为客观的想法，从而使痛苦得以渐渐地消退。需要再强调的一点是，这种情况只有在患者抱着接受和期望痊愈的心态，在没有怨恨、抗争和恐惧的情况下，才会发生。

不幸的是，许多神经衰弱患者都已步入中年，要找到一份合适的工作对他们来说并非易事。而比起男性来，中年女性更难获得这方面的帮助。一般来说，男性患者通常能够继续从事自己的工作，这使得他们每天接触不同的人和环境。

曾经有这样一位中年男士，患病前他一直作为公司的代表在海外从事一项有着巨大精神压力和激烈竞争的工作，这不仅要求他必须争分夺秒地进行艰苦的旅行，同时还很难保证他有充足的睡眠。终于有一天，他在需要运用自己的机敏和智慧解决问题的时候，变得精疲力竭。他开始感到恐慌，担心自己失败。于是他结束了自己的工作，回到了家里，但此时神经"崩溃"已经发展到了非常严重的地步。在随后的 2 年时间里，他接受了各种各样的治疗，但效果均不持久。我见到他时，他已经绝望了。他说他病得很重，以致任何思考对他来说都是一种负担。这一点让他感到非常不安，因为作为一名工程师，他的工作需要进行复杂的思考。他曾经多次尝试继续原来的工作，但每次都是在绝望中放弃，而且回到家后还会变得更憔悴。他说，没有人能够再像他这样努力地抗争了。我指出了他的错误所在，并告诉他应该怎么做。他听完后说："你说得似乎太简单了，不过我还是会试试的。"

由于他的身体还很疲劳，所以我建议他在家里干点轻活，先调养上几个星期。之后他的状况有了好转，但仍害怕重返工作岗位后会遭受失败。于是我再次指出了他的错误所在。我解释说，他的大脑并不像他想象的那样受到了损害，它仍然能够进行复杂的计算，只不过速度会比以前慢一些，而且在开始计算前，他总是先给自己设置一道恐惧和不自信的障碍，这样一来他还怎么指望自己那疲劳且极易受到暗示的大脑能够克服障碍，圆满地完成工作呢？他的大脑被绝望的想法弄得如此疲惫，也难怪它会运转得那么吃力了。其实，它能够在这种情况下运转起来就已经很了不起了。

我告诉他，他必须作好在解决问题之前进行多次尝试的准备，必须承认眼下还会有一些甚至是许多他无法解决的问题。绝不要把解决问题以证明自己的能力当成一件很重要的事。他必须尽量放松，平静地呼吸，同时允许疲倦的大脑以可能的速度慢慢思考。话说回来，在那种情况下大脑也不可能快速地思考。

另外，他一定不能担心自己是不是会在其他人面前显得很傻。这没什么，谁知道会不会有一天他们也会找上门来寻求他的帮助呢？

我反复解释说，他思考的质量并没有发生变化，变化的只是他思考的速度，而这也仅仅是因为紧张和恐惧造成了大脑的疲劳。

几个月后，这位男士在我的指导下得以康复了。虽然康复的过程十分艰辛，但成功向来都是可贵和来之不易的。如今，他已成为公司的一名行政主管，比起患病前，现在的他更为成熟，也更不容易受到伤害。如果神经再次玩弄过去的伎俩，他会放松地接受，而不是努力地去抗争，这样神经衰弱就失去了继续下去的动力。

这位男士很幸运，因为他有良好的恢复条件。他的职位一直为他空着，他可以按照自己恢复的情况决定何时重返工作岗位。另外，他还有一位善解人意的妻子，即使有时他会伤害到她，让她感到害怕和迷惑，但她仍一如既往地陪伴在他身边。可见，医生如果愿意花时间就神经衰弱的问题向患者的妻子作一些解释的话，他就能够给予别人极大的帮助。

有时，夫妻间的关系可能会变得复杂。如果丈夫是神经症患者，那么由于疲倦的大脑无力作出决定，他可能会为了一点小事转而寻求妻子的意见。然而，这样做又会让他感到自己像个懦夫，于是为了在妻子面前（同时也是在自己心里）重新树立起男子汉的形象和那点可怜的自尊，他会故意不理会妻子的劝告。难怪有些做妻子的会感到绝望了。

中年家庭妇女

比起留在家里收拾床铺，打扫房间或者洗洗涮涮，只能与小商贩和孩子们聊聊天的家庭妇女，在外工作的男士通常更有可能正确看待自己的问题并很快地康复。对于家庭妇女来说，家务活很难分散她的注意力。她做这些几乎不需要动脑筋，同时她待的地方还会经常让她想起自己所遭受的痛苦。也许她的第一次心悸就发生在洗漱的时候，所以现在她见到洗脸池就会感到害怕。另外，在大多数家庭内，妇女进入中年后，家人们都陆续地离开了家，因此她的家务活并不重，到了中午甚至更早的时间她就能干完，而漫长的下午她就只好在百无聊赖中度过。虽说邻居们很乐意提供帮助，但总让别人跟自己待在一起不是长久之计。

有位孤独的家庭妇女曾经给我来过一封信，她在信中向我描述了家人们清晨离开后她的感觉。以下是她的原话：

"一种感觉传遍了我的全身。我感到一阵灼热，脸开始发烧，唾液咽个没完，嘴唇发干且颤抖个不停。我哭了起来，并感觉自己就快要窒息了。这时，我的胃也开始翻腾起来。我觉得自己不想一个人待着，我握起双手，发现它们和颈部的肌肉一样僵硬。我的腿开始打弯，头紧绷绷的像是在被上提。我想握紧双拳。我在走廊的桌子旁边坐了下来，这在以前是做不到的。以前，每当我感到自己要发作时，我的第一反应就是出去走走。现在我觉得好点了。我丈夫出去了，他开车走时我感觉糟透了。我准备努力让自己冷静下来，然后回屋去洗一洗，再和我的小狗说说话。"

第二天，她是这样写的：

"清晨醒来时我觉得应该和丈夫一起出去，可是他不能带我。后来，孤单的感觉向我袭来。明天他们还会早早地出门，这似乎是个严重的问题。我有一种即将窒息的感觉，觉得四面的墙壁正在向自己压来。我仍然感到紧张。我会试着做点家务。从现在开始到他们回家之前，我将不得不等上一整天的时间。这似乎是个严重的问题。"

很明显，将这位妇女独自留在家里，并让她一个人打发那么长的时间，绝对是不应该的。如果这样的患者暂时不能离开家，那么医生最好去他家里看看他正努力恢复的情况。我曾建议这位妇女去走廊里坐坐，别总待在屋里。她照我的话认真地做了，但效果并不明显。后来我才发现，她家的走廊被高高的木隔板包围着，她一坐下，外面的东西都看不到了。于是我要求立即把隔板放低，不过在此之前我先把她转移到了别的地方。

对于家庭主妇，我尽量给她们安排一些具有创造性的、不同于家务的，同时也不会耗费太多精力的事做。不过，有时我很难让她们的丈夫相信参加插花培训班要比待在家里做饭好。"既然她能摆弄花儿，那为什么就不能做饭呢？"

如果你是一位患有神经症的家庭主妇，那么请不要因为自己想离开厨房去插花、养狗或者收拾花园而感到内疚。对于神经衰弱的妇女来说，家务活是非常乏味的，同时由于兴趣是引领你下床、帮助你摆脱衰弱的动力之源，所以你应该去找点感兴趣的事做。

最近，我应他人的要求去看望一位妇女。在我们谈话的过程中，这位妇女一直躺在沙发上。对于房间，尤其是后廊的脏乱状态，她向我表示了道歉。她说后廊几个月前就该粉刷了，但是她没有力气去干这些活。我建议她第二天就去粉刷后廊。她听完后吃惊地看着我——一个从一间屋子走到另一间屋子都很吃力的患者怎么能够粉刷房子呢？我看得出来她正在琢磨眼前的这个人到底是个什么样的医生。我问她这样躺在沙发上有多久了，她回答说："3个月了。"

"你觉得这样好点吗？"我又问。

她想了一会儿，说："不，不好，我猜这就是他们叫你来的原因。"

我要她相信粉刷后廊的事绝非玩笑，并请她半信半疑的丈夫在当天准备好必要的工具。她可以先从刮去窗棂上的油漆开始。这个活并不像听上去的那样费劲，因为我注意到那儿的油漆已开始一条条地剥落了。

我要她放心，就算开始只能干几秒钟也没有关系。重要的是她应该去尝试，应该从沙发上起来去接受新的任务。我解释说，这样的活动并不会伤害到她的身体，实际上她的肌肉只有在被使用的情况下才能恢复正常的功能。长时间不活动的肌肉一旦开始活动总会有些疼痛，但这样的疼痛只是肌肉的一点小小的"抱怨"，并不表示它受到了某种程度的伤害。实际上，活动着的肌肉能比闲着不用的肌肉更快地恢复正常。

几天后，当我再次探访这位妇女时，她正在轻轻地刮窗棂，停下来时她会坐在特意摆放在附近的椅子上休息一下。1周后，她开始刷底漆，我们就面漆的颜色进行了一次轻松的讨论，最后决定将墙刷成浅灰色，把门刷成大红色。一想到红色的大门，她立刻来了精神，以至于她都忘记了自己的双腿还很"孱弱"，几乎是跑着去车库拿来了油漆给我看。又过了1个星期，我们的话题更多地集中在了这项工作而不是她的疾病上。对新鲜工作的兴趣治愈了她的神经衰弱，与此同时，她对自身体力的信心也在动用肌肉的过程中得以恢复。

我并不是说这位妇女的疲劳是凭空想象出来的，而她所要做的也仅仅是收拾起床铺，然后出去走走。神经衰弱引发的疲劳是真实的，因此患者可能每天都需要一定量的休息，但是请记住，只是一定量的休息。

患者经常会抱怨说自己太累了，没法干活。她说得对，但并不完全正确。情绪上的紧张可能会使她变得瘦骨嶙峋，但不管她多么虚弱，下床做点事都能令她的情况有所好转。一个人的身体会在他的大脑获得安宁的时候得以康复，而大脑更有可能在有事可做而不是没事胡思乱想的时候获得安宁。与轻度活动相比，躺在床上发慌会耗费更多的能量。你也许会觉得自己很疲倦，但只要你的兴趣集中在自己所做的事情上，而不是因为害怕"过度劳累"而集中在身体的状态上，那么身体是可以随时满足你的合理要求的。

　　曾经有位美国医生在第一次世界大战结束后被派往希腊。她在那儿工作得相当辛苦，以致到了任期结束即将回国的时候，她整个人差点垮掉。她说自己一天都不能多干了，然而没过几个小时，她就收到了一份要她即刻动身前往俄罗斯南部工作的电报。巧的是，此时的她正为没机会看一眼俄罗斯而感到遗憾。于是，她变得兴奋起来，并再次开足马力，投入了工作，而自身的疲惫则被她抛到了九霄云外。所以说，通常我们感受到的更多的是一种精神上的而非身体上的疲惫。不过我要强调一点，即这样说的前提必须是医生已经给你做过检查，并确定你的问题仅仅是神经方面的问题而已。

　　有时，尤其是开始恢复时，过度劳累的情况肯定在所难免。为了确定一个既能达到效果又不至于使自己过度劳累的工作量，患者常常会陷入一种进退两难的境地。对此，我还是建议患者大胆地做点什么，就算做过了头也比什么都不做强。当然了，去做一些明显会耗费大量体力的事肯定是不明智的。不过，最重要的还是你在发现自己做过了头时不要丧失信心，也不要再浪费精力去遗憾或去想"为什么"。在你完全康复之前，这样的情况可能还有很多。如果你能平静地接受疲劳，休息一下再继续工作，那么你每退后一步都会再前进两步。

有组织的活动

对于医生来说，给患者找事做从来都不是一件容易的事情。如果受神经问题困扰的人们能够由专业的医护人员组织，在离开家的某个地方从事一些活动，那么我们的工作也不会如此困难，更不会有如此多的患者需要电击治疗了。不过，我所说的这种地方并非医院。在医院里，神经衰弱患者会同其他患者混在一起，同时那里的气氛也会因为有关神经问题及其治疗方法以及并发症状的讨论而显得异常沉重。我所说的地方可以是农场、学校或者是其他一些能够为神经衰弱患者提供住宿和工作，并让他们在正常的环境中恢复的地方。住院治疗的主要好处是让患者远离令他们感到痛苦的熟悉环境。从这方面讲，避开家人急切关注的目光也能令他们的紧张得以缓解。

我并不想贬低医院方面所做的工作，但我确实认为，在正常环境中恢复的神经衰弱患者比在医院里接受治疗的患者，更有可能成为一个完整而健康的人。因为，处于正常环境中的患者在恢复健康的同时也在恢复正常的生活。另外，这样的环境也有利于他保持高昂的士气，同时还免去了他向好打听的熟人作过多解释的麻烦。

这类患者如果能够像本章开头提到的那位工程师一样，在等待康复期间继续从事原来的工作，那么他也能很好地恢复，因为他的工作一直都在，他可以随时继续，同时他也不必担心在重返工作岗位的时候碰上什么尴尬的事情。另外，即使疾病让他产生了一些奇怪的感觉，他也可以在工作的过程中将它们迅速消除。进入一种正常的生活模式能够帮助他恢复正常的感觉。不过，他可能很难按照原来的方式按部就班地工作，因为这会给他造成过大的压力。神经衰弱的人可以按照自己的进度完成大量的工作，但如果他严守时间，他则很有可能因为紧张而无法胜任工作。

举例来说，一位有 2 个小孩的母亲在离家之后恢复得很好，以至于没过多久她就能每天回家打扫一下房间并帮着做晚饭了。到了学校放假，孩子们清晨起来需要人陪伴时，每天都得早早上班的父亲自然就希望他们的母亲那时能在家，毕竟她已经恢复得几乎能做所有的事情了。可她为什么不每天早上 8 点回来，而非要慢腾腾地拖到其他时间呢？这有什么区别吗？很快，他的妻子就让他明白了其中的区别。她一听到他的建议就崩溃了，因为她受不了约定时间给她带来的压力。她解释说，如果知道第二天早晨 8 点自己必须和孩子们在一起，她肯定会整夜睡不着觉。与其这样在漫长的黑夜里忍受等待黎明的压力，还不如翻身起床立刻回家。

我试图让患者的家人们相信，在康复的最初几个星期里，让患者远离这样的压力是非常重要的，但他们有时并不赞同。他们认为要求母亲做些事情，她可能会好得多。实际上，母亲如果是自愿做这些事情的，她可能会感觉好些，但如果她是被迫的，那她的感觉就肯定不好了。

寻找合适的工作是每位患者都必须面临和解决的问题。在此我只能强调它的极端必要性。如果你需要进一步的证明，那么你不妨比较一下百无聊赖的患者在周末前后的差别吧。他们的情况通常都会恶化，所以才会有那么多人说："我差点被周末给毁了。"

有这样一种特别的隔离疗法，接受治疗的患者被安置在医院的床上，并隔绝与外界的一切联系。这种方法对某些人或许有用，但风险也很大。对于疲倦的大脑来说，要在连续几个小时甚至几天的时间里完全依赖于自己调节，其压力实在是太大了。因此，我不断地强调说一定要有事可做，让工作成为你的支柱。

不过你也不能矫枉过正，因为害怕闲着而疯狂地找事做。对待任何事情都应该有一种平和的心态，这件事情也不例外。

就算是在工作，你不是也需要时不时地休息一下吗？不过话说回来，如果要犯错的话，我们宁可错在过度劳动上，也不能错在过多休息上。

另外，有人陪伴也很重要。几年前，一位年轻人向我描述了一件他在恢复期间经历的颇具启发意义的事情。当时，他在乡下与朋友们住在一起，但是在白天的大部分时间里他都不得不一个人待着。一次，有位朋友出乎意料地在家待了2个星期。于是在这段短暂的时间里，这位年轻的患者总算是有了做伴的人。2周过后，当孤寂不可避免地要再次来临时，已经有了很大好转的他感到了深深的绝望。他知道，如果有人能再陪他几天的话，他疲倦的大脑就能得到足够的休息，从而让他获得梦寐以求的思维控制力。不过，他最终还是眼睁睁地看着自己再次陷入了原来的困境中。这种目睹已有成果白白丧失却又无能为力的感觉让他痛苦，但他知道自己只能坦然地接受并耐心地继续等待。

这位年轻人应该每天和其他人一起找点事做，而不应该待在安静的乡下度假。对于"神经问题"，医生们常常会开出"静养"的错误处方。实际上，比起乡下那种颇富压力的宁静来，城市的嘈杂更容易分散患者的注意力，从而也更有利于患者康复。

因此，你应该：

◆ 让工作成为你的支柱。

◆ 在试着全身心地投入工作的同时，接受神经跟你玩的各种把戏。

◆ 放松并接受思维暂时的迟钝，同时准备好以疲倦的大脑所允许的速度慢慢思考。内心的平静最终会让你得以痊愈。

◆ 如果你是位家庭主妇，请不要整天一个人待着，应该在家庭以外找点自己感兴趣的事做。

◆ 找一些和其他人一同参与的工作。

◆ 记住，惊恐不安地躺着比轻微活动更能耗费你的精力，所以请别总是躺在床上。

白天在床上休息 "我从你的书中得到了很多帮助，但当你说'不要在白天睡觉'的时候，我是不同意的。我很累了，已经竭尽全力，每一根神经都在大声地喊着休息。刚才有人给我打电话，电话的震动差点把我给杀了。我一生都饱受神经症的折磨，你的一些建议给了我很大帮助，除了'不要在白天睡觉'这一条。天哪，我以为我能更好地应付它。我想要告诉我的医生你帮了我多少忙，直到现在我依然打算这样做！如果你能写出和解释一下'不要在白天睡觉'的意思，肯定会有帮助的。"

这个女人70岁了，最近发生了意外。她的伤口感染了，她在医院住了几个星期，并且还要返回医院接受进一步治疗。当然，她应该在白天睡在床上或沙发上。这个例子说明，医生应该多么细心和准确。我以为我已经很小心了，但依然将事故的受害者漏掉了。

还有一些人对我关于"不要在白天睡觉"的说法感到困惑。当我提出这条建议的时候，我所指的对象是那些神经紧张、情绪低落的人，他们会把床当成避难所，躺在床上，盘算着自己的病情，深信自己没有力气去做任何事情。此外，还有神经质的患者，他们会撒谎，担心自己的问题，并觉得起床比躺下更难受。对于一个充满焦虑的人来说，一个枕头就代表着一个令人备受鼓舞的窝。

当然，那些知道自己可以从白天的休息中获益的人（就像这位女士一样）是可以这样做的。这是没有问题的。

勇　气

勇气具备这样一种超乎寻常的特性：它会来到真心希望拥有它的人身边。如果你迫切地想成为一个有勇气的人，那么你就能够成为这样的人；如果你没能成为一个有勇气的人，那么请重新审视一下自己，你会发现你受到了自己的误导。其实你只是觉得自己想要勇敢，但却并未有一种迫切的愿望。只有当你在腹部感受到一股强烈的冲动，以致你可以用手指出其位置的时候，你才会实实在在地意识到这种愿望的存在。换句话说，这种愿望必须是一种清醒的意识，而不是一种隐藏在似有似无的希望背后的潜在想法。

你必须建立和培养起这样的一种感觉，并使它成为你的一部分。这并不困难，也不像你想的那样缥缈。它可以说是一种技巧，就像"飘然"一样。你可以静静地躺着，闭上眼睛去想一件自己很想要的东西——一件让你产生极度渴望的东西。一旦你感觉到了这种渴望，你同时也就感觉到了勇气和信心——它们总是出现在腹部。开始时，能感觉到对勇气的渴望就可以了。只要坚持下去，不断地练习，渴望就能够变成勇气。不过，你首先必须能够感觉到它。要在腹部感觉到这样的渴望，而不是只在脑子里想想而已。

不幸的是，我们所受的训练并不能轻易地让我们产生这种积极的内在感觉并将其加以利用。年少时，我们由他人教着去做事、思考和感觉，直到最后成为一个按既定模式行事的人。我们很少能够发现真正的自我与潜能，多数人一辈子都不知道真正的自己是怎么想的、怎么认为的或怎么感觉的。

因此，不要因为仅仅有了想要勇敢并坚持下去的愿望就感到满足了，你还应该给予这种愿望足够多的关注，以便它成为你想要成功的坚定决心。如果你肯花时间这样做的话，你恢复的过程就将大大缩短。

奇怪的是，这种勇气和自信的感觉似乎并非来自我们的大脑，而是来自身体的"中部"。这是个不错的地方，因为在这儿产生的感觉能够让我们挺起"脊梁"。

医生拥有的独特条件能够令他了解到潜藏于其他人身上的巨大勇气。经过几年的工作，每位医生都会对自己的患者产生一种崇敬和喜爱之情。虽说患者们各有各的缺点，但这些缺点和他们的勇气比较起来实在不值得一提。我曾治疗过一位 82 岁的老妇人，她患的是一种最折磨人的神经症。一天夜里，我去她的房间看她。在此之前，她一整天都是在极度的紧张中度过的。我原以为她会绝望，没想到进屋后却发现她正在听收音机，手里还拿着一本短篇小说。我惊奇地说："真没想到你会在愉快地看书。"她抬起头来，用揶揄式的目光看着我说："难道在黑暗中哭泣就有用了吗？"

在获得这样的勇气之前，你必须有得到它的愿望。而一旦最终获得了这样的勇气，你将不再惧怕任何的困难或者失败。所以，照我说的去寻找勇气吧。如果你把它弄丢了，请再把它找回来。这样，你就不会再在黑夜里哭泣了。

信　念

信念会给予人帮助。但是对于没有信念的人来说，要求他们相信上天是善意的并不能让他们感到多么安慰。当然，如果他们真的按要求做了，他们肯定能康复。不过即使是有正面信念的人有时也需要被告知恢复的具体方法，因为有时他们会觉得自己正在经受上天的考验或惩罚。为了证明自己可以降服心魔，他们会更加努力地抗争，其结果只能是让自已变得筋疲力尽。

患者如果能够带着耐心（等待）、顺从（接受）和虔诚的心态去忍受痛苦，那么他就已经找到了康复的道路，否则他很有可能在这条道路上迷失方向，并忘了该如何去践行自己的信念。

然而，一些患有神经症的人会抱怨说他们无法产生正面的信念，不相信上天的考验是善意的，就像生病的母亲无法同自己的家人进行交流一样。这是一种额外的负担，他们会变得更加忧虑。不过，在他们了解到这样的感觉仅仅源于情绪的疲劳之后，他们还是能够得到极大的放松的。

所以说，要求人们相信上天的考验是会让他们变得更好、更强大的做法，只适合原本就有正面的信念同时又懂得如何运用这种信念的患者。这些人是真的幸运儿，而其他人则必须要由我们来指明道路。

第 32 章

该 做 的 和 不 该 做 的

1. 不要逃避恐惧。对它加以分析，你会发现它不过是一种身体的感受。不要被这种感受吓倒。

2. 接受所有与神经衰弱有关的奇怪的感觉。不要抗争，飘然地将它们抛在脑后。

3. 不要自怜。

4. 尽快解决你的问题，即使没有行动，也应该换个角度看待问题。

5. 不要浪费时间想"或许就会……"和"要是……"。

6. 直面悲痛，告诉自己时间能缓解痛苦。

7. 找点事做，不要躺在床上胡思乱想。做事时要心平气和，不要狂躁地试图忘掉自己。

8. 记住，肌肉的力量取决于你使用它时的信心。

9. 接受你的强迫观念并暂时容忍它们的存在，不要抗争，不要试图将它们推开。让时间去完成这项工作吧。

10. 记住，你的康复不像很多人想要告诉你的那样——一定"完全依赖于你自己"，你可能会得到帮助。你不妨欣然地接受，而不必感到羞耻。

11. 不要因为有病的时候无法作出决定而感到沮丧，一旦你好起来了，作决定将是件很容易的事情。

12. 不要一天天地衡量自己的进步，也不要计算自己生病的时间并因此感到绝望，一旦你走上了恢复的道路，无论你的病会拖延多久，恢复都将是必然的。

13. 永远不要承认失败。记住，任何时候再给自己一次机会都不算太晚。

14. 面对，接受，飘然，等待。

如果你这么做了，那么你一定能够康复。

第 33 章

写给害怕神经症会复发的康复者

如果你是一位神经衰弱的康复者，你可能会担心未来某一天疾病又找上门来。绝大多数患者在康复以后都会说："我希望以后再也不要神经衰弱了。"很少有患者会自信地说："我绝对不会再次神经衰弱了。"在这里我告诉你，也想让你相信，你绝对不会再次神经衰弱了。

如果你害怕会再次神经衰弱，或许你会避免考虑这个问题，尽量把它抛到脑后，然后祈祷不要出什么问题。这其实是不对的，这样的话，潜意识里你还是处于神经紧张状态并且很脆弱。如果有人问你最怕什么，可能你会先犹豫一下，然后列出一大堆害怕的东西，每一个都与自己过去糟糕的经历相关。你一定要看清未来，你唯一的敌人就是自己的恐惧心理，就是恐惧把你搞得如此不堪一击。如果不再恐惧，神经衰弱也就不复存在了，真相就是这么简单。神经衰弱只不过就是持续恐惧引起的一种表现而已，症状也只不过是身体的夸张反应而已。

所以，首要任务是要认清恐惧是自己脆弱的原因。这种对神经衰弱会再次出现的担忧是根本没有必要的，把这种想法深深地埋在脑海里也没必要，更没必要时刻警惕着，这样反而把自己搞得很疲劳，使疾病乘虚而入。要想彻底摆脱神经衰弱，与它一刀两断，就必须揭开恐惧的面纱，认清它、分析它、彻底了解它，并且明白恐惧是自己从前神经衰弱的罪魁祸首。要知道没有恐惧，与肾上腺素分泌有关的神经就不会再亢奋，从而就不会引起身体症状，于是你就获得了内心的镇定与安宁，在这种情况下，你根本不可能神经衰弱。

科学家已经研制出一种药片，能让人的神经保持镇静，从而免受神经衰弱的折磨。但是你也可以自己给自己创造镇静剂。如果你不畏恐惧，不被神经衰弱所吓倒，勇敢地去面对，并且积极地去做一些能避免神经衰弱的事情，那么你就不需要镇静剂了。

要避免神经衰弱，能做的事情有很多。首先，应该认真分析一下之前的神经衰弱是什么原因造成的。这或许不是那么容易，但是最终你会发现根本原因就是自己的恐惧心理。完成了这些，然后回顾一下你患病的过程，并考虑一下，如果屈服于恐惧，自己又怎么能克服困难呢？你看，困难是有办法克服的，不是吗？到这里，你会前所未有地直面自己真正的问题，并且会大松一口气。

现在，请你认真思考一下，如果未来再遇到类似的问题，你还会让恐惧心理像以前那样无法无天吗？恐怕不会了，尤其是现在知道了如果无所畏惧，定会坚不可摧。

从恐惧心理中解脱出来以后，还要练习继续撕开恐惧的面纱，揭穿恐惧的真相。如此一来，下回若是再出现一丝恐惧的话，就不会再像以前那样躲避，试图忘记，想要控制或者是尽力阻止它的出现。我想让你在恐惧出现的时候，仔细审视恐惧，把出现的症状大体上描述出来，并详细记录下它的各种感觉成分。

这样，你就会发现恐惧在刚出现的时候威力最大，如果你坚守"阵地"，放松身体，不为其所动，恐惧就会慢慢撤退甚至消失。如果你学会了这样面对恐惧，把它看作身体的一种自然反应，你就学会了摆脱害怕恐惧的恐惧心理。你已经跨出了那个恶性循环，虽然它还是会时不时地来骚扰你，但是你已经学会了如何应付，所以恐惧再也不是什么难以解决的问题了，甚至你再也不会在意它了。

心里不踏实：症状还会再找上门来吗？ 有位患者来信说："虽然我快要康复了，但是我老害怕旧病还会复发。"

一想到旧病复发，恐惧心理就会迟迟不肯消退。当患者再次想到之前的病痛的时候，回忆就会历历在目。所以，那些痛苦的回忆会伴随着挥之不去的恐惧再次侵扰患者。

来信的患者说他都快要痊愈了。既然到这一步了，他肯定已经学会了如何坦然接受疾病，以及如何从神经紧张中镇定下来，他现在肯定也可以。他要做的应该是鼓励自己去接受，而不是对一切都怀着警惕心理。退后一步，海阔天空。要直面恐惧，无论发生什么都作好心理准备，怀着"让暴风雨来得更猛烈些吧"的心态。这样的话，恐惧一定会慢慢消退的。如果他能够（而且很多次）安全渡过恐惧的侵袭，那么恐惧就会消退得越来越快。自始至终，不再把恐惧看得太重都是康复以及摆脱挥之不去的恐惧的关键。

这里所说的"摆脱挥之不去的恐惧"，事实上并不是一件容易的事情，即使患者已经不把症状复发当一回事了，但是恐惧心理也已经根深蒂固，难以一下子连根拔起。所以，我再次强调：接受和等待结合起来，才是康复的良药。

让恐惧过去

现在，我们来分析一下征服恐惧是如何影响你以后避免患神经衰弱的概率的。如果你坚信恐惧心理就是引发你上次神经衰弱的罪魁祸首（肯定是它），那么你肯定能理解你发病是因为恐惧扰乱了你的正常思维。你能想象，在不受恐惧心理影响的情况下，你的思维和行动将会是多么高效吗？所以，如果你还是害怕会再次神经衰弱，那么恐惧一旦出现，就让它过去吧，这样你再处理后面的问题就简单了。

在本书前面的部分我提到过用飘然的方法对付恐惧，这个方法也正是本章中所提出的治疗建议。说到飘然，也即让恐惧的浪潮冲刷你，横扫而过，而你却不顾一切地坚持下去。如果你做到了这一点，当恐惧袭来时，你会保持镇静、不乱阵脚，恐惧再也不会将你完全压倒，你再也不会神经衰弱了。

我这样说，并不是要患者在恐惧袭来的时候，必须去面对并且仔细审视它。当你不再因为恐惧而感到恐惧的时候，那些症状就不再那么重要了，你也自然不会多么在意它们了。即使某次恐惧来得特别猛烈，你也会坦然接受它，但不会过多地去注意它。

要是你按照这些建议练习的话，慢慢地你会对疾病有一个透彻的了解，同时也会感受到满满的自信心，这是你非常需要的，它能让你平静地面对未来。不管以前神经衰弱给你带来了多少痛苦，记住这句话：只要无所畏惧，你便坚不可摧。

第 34 章

给 患 者 家 人 的 建 议

神经衰弱患者的家人常常指责患者是个彻头彻尾的自我主义者。比如，很多母亲会抱怨说："如果我确信我女儿是生病了，而不是出于自私的话，我可能更容易忍受她一些。但是，医生，她现在已经将自己完全封闭起来了。我们所有人都被她弄得筋疲力尽，几乎和她一样接近崩溃的边缘，而她好像对此毫不在意！"

也许你对某个家庭成员也有同样的感觉，如果你有时间读这本书的话，一种全新的认识将帮助你谅解其显而易见的自我主义。

一位正在进行艰苦创作的作家或作曲家可能会因为太专注于自己的工作而忽略了周围的事情。他会把别人一直给予他的舒适和安宁当作理所当然的，但却注意不到对方那种寂寞、被忽视，甚至有些厌烦的心情。他是一个纯粹的自我主义者，他不得不全神贯注地做他所热爱的事情。

神经衰弱患者从某种程度上讲就类似于这样的自我主义者。最初，他的病可能是由某种令人不安的问题引起的，对这个问题的持续思考会渐渐消耗他的精力，让他的身体出现各种不适的感觉，以致最后其他人的问题和他自己的问题比较起来似乎都不重要了。对他来说，考虑家人对自己的关注是一种难以承受的负担。所以，出于本能的防御，他会避免让自己意识到家人的关注，有时甚至会给人留下一种铁石心肠、自私自利的印象。此外，他自己的需求通常会显得十万火急，以致为了立即得到满足，他很有可能会冷酷地把其他人的需求推到一边。

如果你能把这样的家庭成员看作是一位患者、一个在正常情况下并不会比其他人更自私的人，那么你在忍受或帮助他时，可能会更容易些。当然了，如果他一直都是个自私的人，现在的结果是由长期的矛盾造成的，那么忍受他可能就更困难了。但即使是这样，你还是应该对像他这样确确实实感受到痛苦和绝望的人表示关爱。不要吝惜你的同情和帮助。

同　情

患者的家人经常被告诫不要同情患者，对此他们可能会信以为真，进而对患者采取过分严厉的态度。其实，让患者知道你正试图理解他是一件非常有必要的事情，所以请不要吝惜向他表示同情。同情和理解能够安抚和鼓励受伤的心灵，并使紧张得以缓解，还能让患者明白他把自己的问题看得太严重了。但是，不要鼓励自怜。随着患者病情的好转，这些问题并非那么难以解决。更重要的是，你应该尽可能地帮助患者找到解决问题的办法或折中的方案，以免他陷入沉思而不能自拔，因为没完没了的担忧、思考和强烈的感觉正是令他感到疲惫的原因。

如果问题暂时无法解决，你至少应该帮助他找到一种新的看问题的方式，以便他不再因问题而痛苦。你们可能需要对新的看问题的方式进行多次讨论，之后他才会有所领悟，并最终将其变成自己的一种观点。所以，无论他多么频繁地回过头来找你讨论，你都应该努力地保持耐心。

工 作

让患者有事可做，并不是说他一闲下来你就要逼他继续干活，而是制订一个计划，以便他随时知道自己该做什么。也许开始时他只能断断续续地做些事情，因为他的耐力还很有限。不过这没关系，重要的是他要有事可做，不会长时间闲着。因为对他来说，无所事事的一个小时可能就是永恒。

如果患者是位家庭主妇，那么无论如何都不能让她一整天独处。因为就算夜间她能够得到全世界的同情与帮助，白天独自一人时的紧张和焦虑也不会因此被抚平。在此，我必须重申并强调，患者应该同其他人一起从事某项活动，这一点对家庭主妇来说尤为重要。所以，你应该毫不迟疑地为她找一份这样的工作。

很多家庭都愿意承担亲人看病的费用，但却不愿在适当的时候为他找一份工作。这令人很失望，因为医生只能使患者恢复到一定程度，之后的过程则主要得靠他自己通过工作来完成。关于这一点，我对每个家庭都作出过说明。可每当我再次探访时，很多人又找出各种新的借口为自己不按要求做而开脱。我想对这些人说，请尽力为你们的亲人找份满意的工作，行吗？

在拼命为患病的亲人寻找合适的休息场所时，你很有可能会联想到居住在遥远山林里的莫德大婶（代指亲戚、朋友等）。她可爱的茅草小屋位于半山腰上。山脚下流过一条清澈的小溪，溪水蜿蜒曲折，不出半个小时就能绕到位于山另一侧的小屋跟前。你可能会想当然地以为那样平和、宁静、清新的空气以及新鲜的奶油正是治好玛丽（代指患者）所需要的东西。然而不幸的是，这些东西并不能产生你所期望的结果。玛丽需要的可能是同伴、娱乐、不断的变化，而不是从幽静山谷里传来的猫头鹰的叫声。对许多神经衰弱患者来说，在繁忙的商店里坐上一个小时，喝点汽水，看着人群来来往往可能要比在孤寂的山林里呼吸新鲜空气更有助于身体的恢复。抑郁的人非常需要外界环境的帮助，因为他们没有可以依赖的内在的快乐之源。他们就像风向标，会随着外界环境的变化而变化。如果处在悲伤、孤独的氛围里，他们的情绪可能会一落千丈——这样的绝望也许只有真正经历过的人才能够体会。所以，如果你患病的亲人自己选择去了乡下，但没过多久又写信哀求你接他回家，请不要抱怨，照他说的做吧。

小题大做

如果你可以解决患病家人的某个问题，那么无论这个问题在你看来是多么微不足道，你都应该认真地把它解决掉。曾经有位女患者在离开家之前总是放心不下自己的 2 条小狗，于是她的丈夫答应在她离开期间将小狗暂寄在兽医那里。然而事到临头，她的丈夫却又舍不得把另有急用的钱花在 2 条狗身上，于是他改变了主意，并自以为这样做很明智。他的妻子本来恢复得还不错，可一听到 2 条狗还在家时，她又开始担心起来，并差点让 3 个星期的心理治疗成果化为乌有。我试图让她的丈夫明白，尽管把钱花在狗身上在他看来似乎是浪费，但这有可能是所有钱中花得最值的一笔。

我之所以要讲这个例子，是因为你可能会时不时地遇到类似的问题，并可能闹不明白自己为什么要向患病的家人"让步"。其实这不是让步，而是为了避免他在情绪过于激动、脆弱的时候遭受精神和情感上的痛苦而作出的努力。一件在你看来微不足道的小事，到了患者那里也许就成了大事。不过，这并不意味着你事事都要去安抚他。如果你运用常识并保持适当的强硬，同时不忘给予他理解和关爱，那么你就不会犯太多的错。

"与之抗争！""振作起来！"

永远都不要让你的家人去抗争。你应该告诉他不要抗争，而是去接受，去练习有意识地无所作为，并飘然地将那些无法解决的问题以及对身体不适的恐惧抛在脑后。他必须飘然，而不是去抗争，这才是正确的方法。

另外，在建议你的亲人振作起来之前，请记住你是在和一位患者说话，他的个性由于受到了神经衰弱的深刻影响，以致"振作"一词在他看来无异于要治愈自己。你实际上是在对他说："天哪，治好你自己吧，快点，就现在！"我想不到还有什么别的建议能够比这更令患者感到郁闷的了，因为导致精神衰弱的一个重要原因就是试图找到一种方法来解开困惑，振作起来。所以如果你要用这个词的话，你至少应该知道自己在要求什么，并能够告诉患者该怎么做。这一点患者并不清楚，那么你清楚吗？

不要认为对他说"快别讲些废话了，回去工作！"就是告诉他方法了。我希望你明白，要找到一种不讲"废话"的方法正是他所面临的最大问题。讲废话已经成了一种条件反射行为，谁又能说停止就停止呢？

有时，重返工作岗位确实能够治愈神经衰弱。因为在这种情况下，患者能够将注意力暂时转移到其他地方，从而使大脑得到足够的休息，进而在再次面对自己的问题时减弱自身的情绪反应。另外，日常工作的正常氛围也能够凸显神经衰弱的不真实性，并让患者产生某种可以依赖的正常感。这种感觉或许会很短暂，但却足以让他感到鼓舞。

但是，如果带着问题和恐惧返回工作岗位，患者将得不到任何好处。相反，不得不再次放弃工作所造成的耻辱还有可能会加剧他的病情。他会觉得自己就像个傻瓜。所以，只有他制订了具体的恢复计划之后，重返工作岗位才是安全的。有了这个计划的支持和引导，他失败的风险也将大大减小。我重申一遍，当你说"别讲废话，回去工作"时，你必须首先告诉你患病的家人怎样才能不讲废话。我希望你已经对患病的家人产生了足够多的同情，对疾病产生了足够大的兴趣，这样你才能阅读本书并学着去帮助患者。

第 35 章

什 么 人 容 易 患 神 经 症

　　任何人都有可能患上神经衰弱，尽管有些人会比其他人更容易神经衰弱，即成为恐惧的受害者。任何人在陷于巨大的压力、悲痛或者内心冲突之中时，都有可能感到疲惫，这时如果他感到害怕，并试图与各种神经紧张的表现进行抗争的话，他将很容易陷入"恐惧—抗争—更加恐惧"的恶性循环中，并最终患上神经衰弱。

　　早期教育会对人们产生积极或消极的影响。一个在黄昏时分既紧张又害怕地等待着醉鬼父亲回家的孩子，不可能像在幸福的家庭中长大、经常由母亲照料着上床睡觉的孩子那样发展出平和的神经系统。同样，受易激动的父母影响而经常处于警惕状态的孩子，会比一直心平气和的孩子更易产生过敏性神经反应。异常的兴奋对孩子没有好处，所以，你可以让他们满怀欣喜地去期待某事，但别让他们太兴奋。有时候，母亲平静的一句话会对孩子产生极大的积极作用。例如，对孩子说"圣诞老人还要过 2 个星期才来，所以你们还有足够的时间去玩其他的游戏"，要比告诉他们"还有 2 个星期就过圣诞了，你们兴不兴奋？"更能舒缓人心，同时也更为明智。

克　制

我们在学校学习历史、数学等课程，却很少进行克制和自律的练习。这样的教育被留给了家长们来完成，但是很多家长并不了解这 2 个词的确切含义，更别说带领孩子练习了。克制和自律是我们自身防御机制中最重要的一部分。一个成熟的人能够冷静地对待任何事情，他不会头脑发热，只会在深思熟虑的情况下采取行动。要使行为摆脱情绪的影响其实是很难的。任何想要撇开不快的情绪反应进行理性思考的人，都会发现很难逾越那道情感的障碍。我们常常会害怕不愉快的感受，以为面对它们之后会变得更加不愉快，于是我们努力地想要在它们成为现实之前将它们消除。

如果我们在成长的过程中太受父母宠爱，以致任何不喜欢的东西都可以被迅速替换成喜欢的东西，并进而把自己的感觉看得过于重要的话，我们会尤其受不了不快的感觉。在这种情况下，我们通常希望不快的感觉能够迅速缓解，而不愿等情绪平静下来之后再采取行动。

　　如果我们的教育包含了忍受不快的体验并承受最初的冲击，直至我们能够平静思考的训练，那么很多明显无法忍受的情形就将变得可以忍受，而很多神经衰弱也将得以避免，因为神经衰弱正如本书一再强调的那样，不过是我们在长期的不快和恐惧情绪控制下产生的情绪与精神上的疲劳而已。有句话说得很好："麻烦是一条可以通过的隧道，而不是一堵让我们撞得头破血流的砖墙。"

　　在年轻的时候，承受一定的痛苦对我们来说是有好处的。我们不应该得到太多的庇护，因为从经历过的痛苦中获得的经验将成为我们今后的一笔财富。

第 36 章

威克斯医生的一次演讲

1983 年 5 月 7 日，在由美国恐惧症协会（美国焦虑症和抑郁症协会的前身）和怀特平原医院恐惧症医疗中心主办的全美第四届恐惧症大会上，克莱尔·威克斯医生作为特邀嘉宾发表了讲话。讲话内容具体如下：

"众所周知，治疗神经症的方法多种多样，我所着重讲的是关于恐惧症的一种——强迫性或非强迫性的焦虑症的治疗方法。

"最近我读了一本书，在这本书中，作者描述了很多种常见的治疗精神疾病的方法。虽然方法各不相同，但都成效显著。在我看来，不管什么方法，康复的关键还是取决于患者对待疾病的态度。

"有句老话说得好：世上之事，不过思想使然。如果患者坚信某种方法能够治愈自己，那么他就很有可能康复。而在我看来，康复还取决于某种方法的作用的持久度。也就是说，治疗中的患者相信这种方法管用，那么就没问题；要是他觉得依赖的那种方法不再管用，那么情况就会变得很糟糕。

"要想康复，当面临任何阻碍或者艰难时期的时候，患者在内心深处必须有一个特别的声音告诉自己：'没关系的，你都经历过了，你知道如何摆脱疾病，现在你依然可以！你肯定能行！'但是，这种声音只有在患者自己获得了以后，才会带有一种权威感，才能够给患者带来宽慰。而且，只有认为自己的症状和以前遭受的折磨不再重要的时候，患者才能获得这种声音。不那么看重病症对康复十分关键。不看重并不是说有某种治疗方法能够奇迹般地驱散痛苦、麻醉痛苦，而是说那些症状无法再影响患者的正常生活。

"患者要通过自己的努力获得内心的那种声音，但这并不意味着拒绝一切外在的指导与帮助——例如，对患者给予理解和指导，如果可能，帮助其改善充满困难和压力的环境。

"如果患者整日孤身一人，没有任何康复计划，也没有任何有趣的事情可做，但还是要度过这乏味的一天（比如身心疲惫的母亲要挣扎着做完家务，也许还有几个幼小的孩子扯着自己的衣角闹腾），患者真的身心俱疲、无心工作，肾上腺素的功能因为长期持续处于高度压力下已经消失，那么压力'山'大的患者是没办法自己找到那个神奇的内心声音的。尤其是在一想到那些可怕的症状整个人就极度恐慌的状况下，他只有借助一点外力的指引才能步入正轨。

"这些患者的思维随时准备着碰到一些障碍，并随时准备设立起防护墙。恐惧心理会挑拨起过去那些糟糕的经历，让患者想起它们曾嘲弄过自己，并在患者体内阴魂不散、群魔乱舞似的折磨着他。

"历经挫折，最终一定会找到内心那种令人慰藉的声音。但是，患者不知道如何才能使折磨变得不那么重要，如何才能找到那种声音。减轻病症的痛苦是远远不够的，要使患者找到自己努力和外在指导之间的平衡点。那么问题出现了：应该给予患者何种外在帮助呢？

"我知道有些人对我使用'治愈'这个词，尤其是'永久治愈'这个词，持有异议。我也知道许多治疗师都觉得神经症是不可能完全治愈的。几年前，在纽约的一次电台节目中，我同一位内科医生和一位心理医生交谈的时候，那位心理医生纠正我说：'治愈是不可能的，您的意思其实是指减轻病情，对吧？我们可从来不指望神经症能被治愈。'我告诉那位心理医生，我已经治愈了许多不相信自己能康复的患者了。

"我想，要是有人真的亲眼看到了一起杀人案，那么要他完全忘记这件事还真是不太可能。我觉得那些治疗师的意思就是，神经症患者就像是那个目睹了杀人现场的人，不可能完全忘记那种场景，只可能减轻症状，不可能痊愈。他们认为，只要受到之前一些经历的刺激，神经症患者就会再次受到疾病的侵袭，这些可怜的患者注定是康复不了的。或者，在那些治疗师眼里，神经症患者就像'一朝被蛇咬，十年怕井绳'那样，是无法康复的。

"当然，回忆总是能激起以前的那些不好的经历，这时候内心焦虑的声音最为猖狂：'我们都回来了！所有的病症，一个不少，看你怎么办！你可知道你已经病入膏肓、不可救药了？'你看这错误的声音威力多大！但是内心如果有那个正确的声音，它会来救援：'你知道它的真实模样，不要害怕，你能行的！'这个时候，虽然患者可能一时受到了惊吓，内心慌乱，但这种声音的出现会让患者知道该怎么做，然后一切慢慢地就会恢复平静。

"这就是我所说的治愈——内心有正确的声音支撑、鼓励患者渡过一切艰难险阻与困惑迷惘，并不是说神经症患者康复以后再也不会遇到什么挫折和障碍。毕竟人人都会遇到挫折和障碍，治愈的真正含义是，康复了的患者在疾病再次袭来（也许会在三四十年后突然袭来）的时候，能够在内心正确声音的指引下，镇定地打败疾病。

"每一次从挫折中挺过来，内心的声音就会更加有力一点，而且每次增强都会使患者的自信心和自尊心得到提升。你现在应该明白，当在康复之路上遭遇挫折时，内心有正确声音的指导的重要性了吧?

"我想,一生之中都没有遭受过神经症折磨的人该有多幸运啊。但我不确定。因为据我所知,经受过神经症折磨的人在康复以后,开阔了自己的眼界,增强了欣赏生活的能力,甚至会更有激情地去生活。

"当然,疾病会在患者的心灵上烙下伤疤。法国有句谚语:'如果无知是福,那么愚蠢就为智。'如果患者内心有一个正确声音来指导他,那么他就拥有智慧了。没有正确的引导,一切都会变成凭运气,什么都成了悬而未决的状态。而且,如果患者被'治愈'了(我给治愈加了引号,它不是真正的治愈),是通过运气或者碰巧借助外力康复了之后,身心会得到暂时的安宁,其实那根本不算是真正的安宁。如果运气好,那患者就不会出什么问题;但是运气这东西是时时变化的,傻子才会把自己的人生交给运气,因为我们谈的话题关乎人的生命啊!

"因此,我相信我所教给患者的找到内心深处的声音的方法是正确的方法。用了我在本书中介绍的 4 种方法——面对、接受、飘然和等待——最终康复的患者是过五关斩六将一路闯过来的,他们已经形成内心有力的声音了。

"但是要做到这样也不容易,患者必须直面被病症折磨的时候的高压环境,而不是躲避,这是患者最容易败下阵来的地方。但是,我告诉患者,成功就在高压环境的彼岸,就在失败的对面，千万不要在这里一蹶不振。

"加拿大的多伦多市有一家专门针对神经症的康复中心，那里的负责人曾来信问是否可以引用我书中的一些话语。他想把我书里的话印在发给患者的圆珠笔上，其中有一句是这样的：'康复就隐藏在你害怕去的地方、害怕做的事情中。'这句话非常有道理，我常常给患者讲，千万不要被害怕去的地方或者害怕做的事情吓倒，因为它们其实就是救赎所。

"敢于去自己害怕去的地方或做害怕做的事情的患者，肯定比避免去这些场所和做这些事情的患者神经更加敏感，因此就需要药物帮助了。

"对于有些患者，我会适当地开一些药物，当然是因人而异的。我牢记一点：患者必须亲身体验这些令他产生恐惧的经历，才能学会面对、接受、飘然和做一些有意义的努力，从而找到自己内心正确的声音。一直靠药物治疗的话，患者永远也学不会找到内心的声音。我说过，药物治疗是一个因人而异、需要谨慎对待的问题。

"在受疾病折磨的难熬时期，心理素质好、更愿意靠自己闯过'鬼门关'的患者也有，但是，绝大多数患者都需要也想要一些药物的帮助。

"神经症十分耗费人的精力，不仅会导致肌肉疲劳、情感疲劳、心理疲劳，而且在希望渺茫的时候会导致精神疲劳。我发现患者在精神疲劳的时候，服用一点镇静剂或者睡上几个小时就会起到很大的作用，因为这样能够让患者重振精神，再次前行。

"我认为这就是药物的主要好处——在病症发威，人几乎受不了的时候缓解疲劳、减轻病痛。

"我之所以说'几乎'，是因为确实有人受得了。但是我们尽量让患者免受此苦，就是我之前说的，药物使用必须是暂时的、因人而异的。

"所以我给大家一个建议：医生要帮助患者找到内心深处的那个声音。如果患者康复了，但是没有找到那个声音，不管之前用的是什么办法，患者都不能算是痊愈。

"各位听众中如果有谁也深受神经症的折磨，那么请你找到自己内心的声音，并诚实地面对它。要是你内心的声音还不能够给你带来慰藉，那么请你坚持继续寻找——通过面对、接受、飘然和等待。请记住：当我们学会了与恐惧'相伴'而活时，我们就会无所畏惧。"